サイエンス超簡潔講座

パンデミック

クリスチャン・W・マクミレン＝著
脇村孝平＝監訳
杉山千枝＝訳

NEWTON PRESS

オーリン、マヤ、ステファニーへ

目次

謝辞

数年前、オックスフォード大学出版局のナンシー・トフと会い、さまざまなプロジェクトの可能性について話し合った。その頃はちょうど結核に関する本の執筆中で、書き進めるうちに流行病について、より幅広く関心をもつようになった。驚いたことに、当時、この『*Very Short Introduction*』シリーズに流行病やパンデミックをテーマとしたものがなかった。ならば自分で書けばよいとばかりに、私はナンシーの助けを借りてこの本を執筆することにした。ありがとう、ナンシー。そして同出版局のエルダ・グラナタは、私の数えきれないほどの質問にいつも変わらず意欲的に対応してくれた。彼女のおかげでこの本を書く過程が喜びになった。また、私の大学での流行病やパンデミック、歴史の講義を受講した学生たちにも、実は彼らの知らぬ間に、本書の内容を試しに教材として使わせてもらい感謝している。本書は、病気の歴史を人類の歴史の中心に据えようとしてきた多くの歴史家の努力に基づいている。彼らに感謝の意を表する。最後に、いつものことであるが、私の妻ステファニーと子どもたち、マヤとオーリンに最大の感謝を捧げたい。

はじめに

　本書は、エピデミックやパンデミックの長い歴史を紹介するとともに、今日のエピデミックおよびパンデミック対策が過去の経験のもとに築かれたものであるということを読者に指し示すことを目的としている。これはごく普通のことのように思われるが、実はきわめて重要なポイントである。なぜなら歴史はよく見過ごされ、あるいは新たな病気の流行やパンデミックが起こったときに見直されるだけであるために、私たちはむやみに過去の過ちを繰り返してしまうからだ。

　エピデミックやパンデミックとは一体何か。パンデミックとは、一般的に「ある一定期間に突発的に病気が流行すること」とされており、エピデミックが大規模に発生したものと考えられる。２０１４年のエボラ出血熱の大流行は間違いなくエピデミックであり、パンデミックといっていい。また、１９１８年に世界で５０００万人が亡くなったスペイン風邪（インフルエンザ）もパンデミックであった。

　エピデミックやパンデミックはよく一過性の事象として考えられている。しかし、もしそうであれば、ＨＩＶ／エイズもパンデミックと呼べるのか。結核やマラリアはどうか。パンデミックはもちろん単発でも起こるが、繰り返し発生するものもある。私はこうした事例を「持続性パンデミック」と呼んでおり、結核、マラリア、ＨＩＶ／エイズのように世界的に多大な影響を及ぼし、毎年何百万人もの死者を出す感染症もこの類に入る。

２００９年の新型インフルエンザ（Ｈ１Ｎ１）のパンデミック発生時、世界保健機関（ＷＨＯ）をはじめとする各機関でパンデミックの判断基準について議論が巻き起こった。これを受けてアメリカ国立衛生研究所（ＮＩＨ）傘下の国立アレルギー・感染症研究所（ＮＩＡＩＤ）の感染症専門家たちは、パンデミックの定義づけを行うための基本的な枠組みを策定した。この枠組みによると、パンデミックかどうかを判断するには、「感染が地理的に広範囲に広がっている」「感染が発生している地域が変動している」「高い罹患率と爆発性が見られる」「免疫をもつ人の割合がきわめて低い」といった条件のほか、疾患の新規性、感染力、伝染性、重症度など全部で八つの基準を満たす必要がある。結核やＨＩＶ／エイズ、マラリアは新しい病気ではないように思われるかもしれないが、その特性は変異している。結核を例にとると、流行地域により感染状況にばらつきが見られるほか、ＸＤＲ－ＴＢ（超多剤耐性結核）という新種の結核菌も確認されている。このように、同じ病気であっても感染拡大が発生するごとにその流行生態はそれぞれ新規のものであるといえる。マラリアに関しても、ＷＨＯの根絶計画が始まった１９５０年代と、世界銀行がグローバルヘルスの向上において中心的な役割を担うこととなった１９７０年代および

１９８０年代とではとらえ方が異なる。同様にＨＩＶ／エイズでも時間の経過とともにその解釈が「死に至る病」「慢性的に対処可能な感染症」「同性愛者の病気」「異性愛者の病気」など、そのときどきの歴史の影響を受けて変化している。

エピデミックとパンデミックの歴史を関連づける多くのテーマや題材がある。19世紀後半に、のちに近代医学の礎となる数々の革命的な研究が行われ、多くの病気についての理解が劇的に進展した。フランスのルイ・パスツールに始まり、ドイツのロベルト・コッホによって体系づけられた細菌学の発展が、それまでさまざまな原因が考えられてきた数々の病気に一つの解を与えたのだ。その功績の偉大さたるや語り尽くせない。彼らの研究は結核などの感染症と細菌との因果関係を立証し、それまで数百年に及び唱えられてきたこれらの病気に関する諸説を打ち破ることとなった。人類の歴史において初めて病気の原因が医学的に解明され、それまで不治の病とされていた病気が治療できるかもしれないという可能性が示唆されたのである。その後、結核菌やペスト菌の発見にともない、さまざまな感染症の治療薬や予防法が確立されていくこととなった。こうした革命的な研究はまた、感染症を克服するうえで生物医学の威力を確信づけるとともに、感染症対策の成功には、それまで病気の原因とされていた社会環境よりもまずは病原菌を抑えることが重要だという認識を広めていった。

このことは「貧困と病気」「エピデミックとパンデミックにおける地理上の差異」という新たなテーマにつながる。本書で触れる感染症は、（程度は異なるものの）現在では制圧可能であるが、その発生には社会的条件が関係している。つまり、「アメリカでは1世紀以上も前に撲滅されたコレラがいまだに途上国では克服されていない」「ＨＩＶ／エイズがサハラ砂漠以南のアフリカ地域で異常な規模で発生している」「１７２０年にフランス・マルセイユで発生したペストの大流行では富裕層よりも貧困層で被害が深刻であった」といった事実にはすべて理由があるということだ。ある地域では感染症に対する環境の改善に成功している一方で、改善が進まない地域もあるのである。

　現代において持続性パンデミックが起こりやすいのは、アフリカやアジアなどの開発途上国を含むいわゆる「グローバル・サウス」と呼ばれる地域である。感染症の負荷にも変化が見られ、かつて欧州で主な死因の一つとされていた結核も地球上から消滅したわけではなく、単に発生地域が移動しただけである。結核は隔離や全般的な生活水準の向上などの公衆衛生対策のおかげで、西洋諸国では特効薬や予防薬が開発される以前から発生件数が減っている。それにもかかわらず、途上国においては、現代生物医学の功績の一つと称された結核菌を殺し結核を治療する抗生物質が開発された後も、感染が劇的に増え続けている。医薬品へのアクセスの不平等、密集した住居、高い感染率、ＨＩＶ／エイズなどの併存疾患など、途上国の人々の抱える諸問題が感染拡大を引き起こしているのだ。このように、結核は地球上の一部では生物医学の介入なくして制圧されている反面、また別の地域では治療薬があってもなお感染が拡大している。

　こうした事実は、エピデミックの制圧における薬や医学研究の重要性を否定するものではない。治療薬や医学抜きに感染症は当然克服できない。きわめて優れた発見である抗レトロウイルス薬はＨＩＶ／エイズ治療に必須である。しかし一部の国では、患者が治療薬にアクセスできないために感染率が上昇している。一方、１９６０年代に発見されたコレラの経口補水療法はこれまで大勢の人々を救ってきた。しかしそれでも、「グローバル・サウス」で何百万人もが人の糞尿に汚染された水を飲んでいるという問題まで改善することはできない。要は病気が起こる背景には、地球上の限られた地域に存在し、薬では治すことのできない社会的要因があるということである。

　恐れや不安はエピデミックの特徴だ。コレラは19世紀に非常に大きなパニックをもたらした。ＨＩＶ／エイズ患者は近年、アメリカの人々の間で恐怖や差別の対象となり、彼らへの偏見は今でも続く。ペストは14世紀にユダヤ人大虐殺を引き起こした。現代でも、２０１４年のエボラ出血熱のパンデミック発生当初には実際のリスクに対して過剰なほどの不安がアメリカ国内に広がった。だが、インフルエンザはその計り知れない致死性

（１９１８年のパンデミックでは1年も経たずに死亡者が５０００万人以上に上った）にもかかわらず、ほとんど気にとめられることはないようだ。恐れられる病とそうでないものとは、よくその病気がどのような病態を示すか、あるいはどのように起こるかで区別される。たとえば、劇的で気味が悪い症状を呈するコレラは非常に不快な病気である。また、ＨＩＶはよくその発症原因が複雑な性的指向や麻薬の静脈注射などの社会から逸脱する行為と関連づけられる。病気の発祥地も病気への恐怖に影響し、マラリアは開発途上国では熱帯病として定着しているが、時に先進国で感染が確認されると異国からの侵略者として恐れられる。

「どんな人がどのようにかかるか」といった病気に対する感受性に関する問題も重要だ。初期のアメリカの入植者たちは、先住民には天然痘やその他の「旧世界」の感染症に対する免疫がないと考えていた。20世紀初頭には、南アフリカなどのアフリカ系黒人は人種的に白人に比べて結核にかかりやすく、逆にマラリアに関しては、17〜18世紀にかけてアメリカに奴隷として輸入されていたという事実から、白人よりも感染リスクが低いとされていた。さらに細菌学が誕生するまで数百年間にわたり、「ミアズマ」という腐敗した動植物から発せられる有毒な気体（瘴《しょう》気《き》）が病気の伝染や発症の原因ではないかという説があったうえ、ペストに至っては天罰だともいわれてきた。これらのすべてが今では否定されている。

　天然痘を除き、これらの感染症はいまだ撲滅されていない。１９９０年代にインドで流行し、マダガスカルでも定期的に感染拡大の見られるペストだけが発生範囲や被害が縮小した。さらに新たな感染症も間違いなく出始めている。したがって、本書は歴史を扱った書物ではあるが、決して歴史のみを記したものではない。

　エピデミックやパンデミックと近代国家の成長との間に関連性があることは明らかだ。イタリアでは早くも15世紀にペストへの対策として都市国家が衛生局を発足させた。また、19世紀のコレラの大流行の際は、中央集権国家でなければなしえなかった国を挙げての検疫が実施された。ワクチン接種の義務化などの感染予防対策もこの関連性を証明している。

　エピデミックやパンデミックは、人口密度の高い場所や人々の移動の激しい場がなければ起こらない。先ほど述べたような病気は、人類が定住して農業や商取引を始める前にはパンデミックというかたちでは起こらなかった。感染症は宿主から宿主へと伝播されることで感染する。つまり、その宿主は感受性が高いということになる。天然痘がアメリカ先住民の間で致死性が高かったのは、何世紀にもわたり天然痘に免疫のない人口が多かったためであり、一度非免疫人口が減少すれば感染数も自然と減っていくことになる。14世紀には交易や旅行が発達し、これを機にペストが流行した。結核は18世紀の産業革命当時の密集した都市や職場など、ある環境条件がそろった場合に爆発的に流行した。そしてエイズは、人々が世界中を移動することで感染が拡大した。１９１８年に発生し、数カ月のうちに地球の大半に拡大したインフルエンザのパンデミックは、当時建設された新しい交通・流通網や第一次世界大戦によって増加した人々の移動が原因であったとされている。エピデミックやパンデミックの蔓延《まんえん》において、人間や動物、昆虫類の動きはきわめて重要なのだ。

　そして時代の目撃者、小説家、詩人、回顧録の筆者、政府の役人、報道記者、歴史学者、人類学者、疫学者、各国の国王・女王・大統領など、さまざまな人々がこれまで何世紀にもわたりエピデミックやパンデミックについてその原因や対策、人々の反応などを書物に記録してきた。私たちはそうした数えきれないほどの貴重な資料を蓄積してきた。それは現代のエピデミックやパンデミック対策に携わる者への指針となり得る成功と失敗の記録なのである。

1

ペスト

ペスト。病気の歴史のなかで、この言葉よりも恐ろしい意味をもつものはおそらくないだろう。ペストとはペスト菌に感染したノミを媒介し発生する病気で、動物の宿主《しゅくしゅ》が死んだあと、次の宿主である人間にノミが寄生することで感染が広まる。ペストが初めて確認されたのは、6世紀にビザンチン帝国で発生した記録に残る初のパンデミックでのことであり、当時は東ローマ帝国の皇帝ユスティニアヌスの名をとって「ユスティニアヌスの疫病」と呼ばれていた。発生源はよくわかっておらず、高度に発達した交易網によりアフリカ中央部の内陸からエチオピア、そしてビザンチウムへと伝わったとする説もあれば、アジアから来たものだとする説もあり、真相はわかっていない。歴史上記録されている最初のペストは、５４１年にエジプトのナイル川の河口付近にあったペルシウムの街で起こった。その2年後には地中海沿岸の国々を一国残らずのみ込み、東はペルシャ、北はイギリス諸島へと感染が広がっていった。

　詳しい人口統計資料は残っていないものの、ペストの大流行が死亡率に甚大な影響を及ぼしたことは明らかである。エフェソスのヨハネは教会史のなかで、偶然にもペストの感染拡大経路と同じコンスタンチノープルからアレクサンドリア、シリア・パレスチナ、小アジアまでを旅し、ペストの被害を目の当たりにしたことを記している。彼は手入れされずに放置された畑、実がなりっ放しで収穫されないままのぶどう畑、野放しにされた家畜、何日も墓場を掘り続ける人たちの様子を書に残している。ギリシャの歴史家プロコピウスは５４２年のある1日でコンスタンチノープルに住む1万人がペストで死亡したとしており、「人類は滅亡寸前に追いやられた」と記している。別の歴史家エウァグリウスの著書では、ビザンチン帝国の首都でのペストによる死亡者は30万人にも上ったと書かれている。これらの記録は事実に基づかない主観的な表現であるものの、ペストという病気の恐ろしさを物語っている。プロコピウスらのギリシャの疫病に知識のあるペスト研究家たちにとって「ユスティニアヌスの疫病」は、それまでに見たことのない病気であった。イスラム発祥以前のアラブ人の記録には、新種の病であるペストがローマ帝国の東部区域の人口に深刻な影響をもたらしたことが書かれている。また初期のイスラムの資料では、ペストにより死亡者が急速に増加したため、伝統的な埋葬が追いつかなくなったという記録が残っている。17世紀中頃になると、とうとうイギリス本土でペストが蔓延し、歴史家のベーダは教会史のなかで「突然の疫病が国全体を襲い、破壊をもたらし、イギリス中の人々を死に追いやった」とペストの悲惨さを書き記している。

「ユスティニアヌスの疫病」から２００年以上もの間、ヨーロッパから中近東に至るまで10回以上も個別のペストのエピデミックが発生した。８世紀の終わりにペストは消滅したが、その理由は感受性をもつヒトやネズミがいなくなったためと考えられている。

ペストの流行の影響は発生場所により異なった。大きいものとしては地方の人口減少によるビザンチン帝国の財政への影響がある。古銭学やパピルス文書研究、法に関わる史料を細かく見ていくと、最初のペストのパンデミックはビザンチン帝国自体の滅亡をもたらしたことが推測できる。これに対し、イギリスではペストが入ってきたのは６６４年のことであり、23年後にはペストはなくなっている。その直接的な影響で、修道院や村ごと一人残らず死に追いやった大量死はすさまじいものであったが、長期的な影響はわずかであったとされている。ノーサンブリア王国の修道院は６６０年代には大きな打撃を受けたものの、２世代後には繁栄した。良好な土地や王権、莫大な富の前にはペストといえども勝ち目がなかったようだ。といっても、修道院以外に当時の庶民への影響を知る記録が残っていないため、これらは断片的な証拠に基づくものである。

シリアはペストの被害を短期的・長期的に痛感している国だ。５４２年、ペストは船によりガザやアシュケロン、アンティオキアの港町に入り、そこからダマスカス、そして南へと広がった。その破壊的な被害はエフェソスのヨハネの書物に書き記されている。その後５４１～７４９年にかけてペストが約7年に1回の周期でシリアを襲った。瞬く間に多くの命が奪われ、人々は群れをなして逃げ、街から人がいなくなった。度重なる感染拡大は農業や定住者の人口に長期的な悪影響を及ぼした。人々が移動生活をしていたアラビアではペスト感染が抑えられていたため、遊牧民族が権力をもつようになった。農業は衰退し続け、作物による税収が減り、牧畜が盛んになった。ペストが頻繁に流行したシリアでは、その被害は惨憺《さんたん》たるものであり、初期イスラム時代に「ペストだらけの地」との異名がついたほどであった。シリアの悪評はその後も払拭されず、中世のイスラム界では「長くペストに侵された国」というイメージが定着してしまっていた。

最初のパンデミックについて解明できていないことが、私たちの研究も曇らせている。今後より進化した分析ツールが出てくれば、もう少し状況が変わるかもしれないが、現状は書物を読み解くより術がない。事実を解明するには動物学や考古学、分子生物学などの方面から情報を集約し、歴史研究を行う必要がある。

ヨーロッパではペストは一時期制圧されていたが、１３４７年を機に再び発生し、ヨーロッパ大陸の人口の半分が死亡した。１３５３年にいわゆる「第二のパンデミック」の第一波が収束したとき、大陸はすっかり変わり果てた姿になってしまった。１３４７年以降、ペストは繰り返しヨーロッパとイスラム世界を襲い、ヨーロッパで最後にペストの流行が確認されたのは１７７０年のロシアでのことであった。第二のパンデミックは単体の出来事ではなく、一連のエピデミックにより起きたもので、その重症度や規模、範囲は流行ごとに異なっていた。この数十年、研究者の多くが信じてきたのは、ペストが14世紀半ばに中央アジアからヨーロッパへ一気に伝播し、その後ヨーロッパに定着したという説だった。しかしこの通説は、近年行われた中央アジアの気候変動とヨーロッパにおけるペストの蔓延の相関関係に関する調査で修正の必要性が指摘されている。ペストは中央アジアからヨーロッパへ繰り返しやってきたというのがより可能性の高い説である。中央アジアで温暖化が進み、ペスト菌に感染したスナネズミが爆発的に増加して広く移動し始めた。ペスト菌はノミを介してスナネズミからヒトや家畜へと伝播し、感染したヒトや家畜が当時活発であったアジアとヨーロッパの交易を通じて港湾都市ドゥブロブニクに上陸した。

数百年の間にヨーロッパ人はペストに適応し、予期できるようになり、対処法も出始めた。そのため、1665〜1666年のロンドンでの流行と1348年のフィレンツェでの流行とでは、人々の反応や結果が異なっていた。フィレンツェで新種の感染症とされていたものが、1660年代のロンドンでは、ペストはいまだ大惨事であったにせよ、人々にとって身近でよく知られた病気になっていた。「第一のパンデミック」ではまったく違った。誰もが想定外の事態で、何が起こっているかもわからなかった。当時の人々にとって、それはこれまでに見たことのない新種のもので、死に至る恐ろしい「黒死病」だったのである。

ペストは7年かけてヨーロッパ中に蔓延し、都市や地方の町村を荒廃させていった。ペストが文書資料に最初に登場したのは、１３４６年に黒海沿岸のカッファを起点としてヨーロッパ中に拡大したときのことだ。当時の人々はこの病気が何であるのか、どうして起こり、なぜ人々が次々に亡くなっていくのか答えを求めた。どうして起こるかについては、「神の天罰」だという主張や「ミアズマ（瘴《しょう》気《き》）によるもの」「接触伝染」「特定の個人に起こるもの」など相互に重複しつつも、さまざまな説が考えられた。コレラ同様、こうした説は「ミアズマ」と「接触伝染」を中心にほぼ19世紀の終わりまで信じられていた。「黒死病」が流行した中世後期、ガレノスやヒポクラテスによるギリシャ語やラテン語の書物が多くアラビア語に翻訳され、有害な気体が病気を蔓延させるという概念が浸透していた時代に、「ミアズマ」と「接触伝染」はそれほど相反する考え方ではないとされていた。感染は腐敗した植物が有毒な気体を発し、地面から「ミアズマ」がにじみ出て起こる。それに感染した人がほかの人へと病気をうつし、特に罪人や反抗者、不道徳な者やいやしい者などが病気にかかりやすいとされていた。

　こうしたペストの感染経路に関する地上的な説明は、病気の究極の原因である「神の怒り」によるものだという「神的な」説明の下に位置づけられていたのである。バースとウェルズの司教、ラルフ・オブ・シュルーズベリーはペストに感染する前、信徒たちに祈りを捧げるよう懇願した。１３４８年の晩夏に彼はこう書き残している。「破壊的な疫病が東から隣国に到達した。心より祈りを捧げ続けなければ、本国にもその害が迫り、住人たちを打ちのめし、のみ込んでしまうだろう」。ペストが神の業であるという説はのちにさらに壮大な説へと変わっていった。同年代に書かれたある詳細な資料のなかでパリの医学校の学者たちは、「疫病の遠因や第一要因は過去も現在においても天体の配置である。この*合《ごう》が、以前の合や日食とともに地上の空気に猛毒な腐敗を起こさせ、死や飢饉《ききん》を招いている」と記述している。つまり「空気中の強大な疫病」の発生は木星と火星が接近したことにより起きたもので、木星が地球からガスを少しずつ吸い取り、それが火星で爆発したために感染が起きたと考えられた。しかし、こうした観察や仮説から導き出され、疫病の制圧には医学が中心的な役割を果たすとの概念に忠実に基づいた科学的な説をもってしても、ペストが究極的に神の業であるという考え方は消えなかった。「あらゆる疫病は神の意志によってもたらされたものだという事実を見過ごしてはならず、謹んで神に省みることのみが私たちの助言である」。学者たちはそう記録を残した。

中世イタリアの小説家ジョヴァンニ・ボッカッチョは小説『デカメロン』で、ペストに恐れをなす人々を描いている。フィレンツェでのボッカッチョの経験に基づく『デカメロン』は、ペストに関するほかに類を見ない文学表現である。ボッカッチョは、ペストの発症原因については「天体の影響」や「人間の邪悪な生き方を戒める神の怒りの現れ」かもしれないなどとして何一つ断言はしなかった。原因は何であれ、「（疫病の）襲来に遭っては、人間の知恵や創意工夫など役に立たない。医者も、医学の力も無益で無駄である」というのが彼の見解であった。

ペストがもたらした災いにより、人々は神と人間との間の律法を顧みなくなった。役人もほとんど生き残っておらず、治療を受けられない者や、世話をしてくれる家族や仲間のいない者は「人間というより動物のように」死んでいったとボッカッチョは記している。それはかつて見たことのないような大惨事であった。そして「天の（そしてある意味人間の）残忍さは計り知れず、その年の３～７月にかけてフィレンツェに住む10万人以上が死んだと考えられている」と彼は書いている。さらにフランスでもアビニョンの人口の半分が死滅し、マルセイユでも５人中４人の割合で死者が出たという記録がある。感染がフランス中に拡大すると死者が大幅に増え、人々は死の恐怖から、家族に死者が出た者と口をきかなくなった。家族で一人死人が出れば、残りの者もほとんど全員死ぬということが頻繁にあったためだ。疑念や恐れが横行した。病人の家族はその者を犬のように扱い、隣人たちは互いを避けるようになった。町から町へと墓地の前にペストの死者を葬る穴が掘られ、

＊　天文学で、太陽と惑星とが地球から見て同じ方向にあること。

社会的機能が一時停止となった。死を目の前になす術を失った人々は、その多くが国を逃れた。ただし、イスラム世界では、神の意志から逃れることは神への冒涜《ぼうとく》であるとされた。なかにはいけにえを探す者もいた。暴徒はヨーロッパ中の１０００ものユダヤ人居住区を破壊していった。

　無力感に浸りつつも、ベネチアやフィレンツェなどでは衛生委員会が立ち上げられ、感染予防対策がとられた。委員会は空気が清潔に保たれるよう下水道の清掃やごみの収集を命じ、感染がフィレンツェに及びそうになると、ジェノアやピサからフィレンツェへ入る訪問者を規制した。フィレンツェで感染が確認されると、衛生委員会は「空気の腐敗を起こさせた汚染された物質や感染者」の除去を命じる条令を出した。これらの対策はほとんど効果がなく、感染は広がり、命を奪っていった。わずかながらに効果のある対策がとられるようになったのは、それから1世紀以上経ってからのことであり、その頃にはペスト菌の毒性も薄れていた。

　黒死病を生き抜いた人々の対応はさまざまだった。災いを解明しようとする者、恐怖におののく者、逃亡する者、なかにはよそ者を非難する者まで現れた。はっきりしていないのは、黒死病が当時の人口動態や経済、社会習慣、文化、宗教などにどのような長期的影響を及ぼしたかという点である。短期的な影響としては人口の大部分が死亡したことが挙げられ、近年の推定ではヨーロッパの人口の60パーセントを失ったという説もある。1世紀の間、人口は伸び悩み、労働者の減少や賃金・物価の高騰、空き地の増加を引き起こした。人口減少は一時的に社会や経済の秩序にも影響を及ぼした。このことはイギリスにおいて最も顕著であったとされている。１３４９年、アインシャム修道院では労働力不足のため、大修道院長や荘園領主は農民との間で、農民にとってははるかに有利な条件の労働契約を取り交わすことを強いられた。また、１３５１年にはオックスフォード伯爵のジョン・ド・ヴィアーの農園で農奴の賦役が大幅に免除されるようになった。一方、チェシャーのドレイクロウ王立荘園は農民が領主に払う地代を3分の1ほど値下げした。荘園の管財人、ジョン・ド・ウッドハルは値下げの理由について、「ペストによる影響で、農民たちは減額に応じなければ、疫病が収まり農地の価値が大いに上がらない限り荘園を去ると脅した（そしてそれは、もし彼らが去れば、荘園には地代を納める者が一人もいなくなることを意味した）」との記述を残している。やがて賃金も上がったが、同様に食料などの生活必需品の値段も高騰した。人口減少による労働力への需要の高まりは物資の不足を招いた。農民による地代の減額や賃金上昇を求める動きに対し、議会は１３４９年に労働者条例（Ordinance of Labourers）を、さらに１３５１年には労働者法（Statute of Labourers）をそれぞれ発令し、賃金の上限を設定するとともに、農民を強制的に労働させたり、逆らう者には罰則を与えたりするようになった。深刻な労働力不足に直面し、政府は危機を利用しようとする者に対して素早く手を打ったのだ。

賃金引き上げや地代の下落への規制が必要となった背景には、黒死病の惨害の直後およびその数十年後である、14世紀後半の人々の思考や感覚に明らかな変化があったことがうかがえる。ある当時の（悪評高い）農民の様子を記録した著名な回顧録はそのことを裏づけている。それによると、農民たちは新たに手に入れた金で身の丈に合わない服を買い、一時は富裕層の特権とされていた狩猟を楽しんでいたという。

詩人ジョン・ガワーは変わり果てた農民の様子をこう嘆いている。「昔の農民たちは小麦のパンなどめったに食べられなかった。彼らのパンといえば豆ととうもろこしでできたもので、飲み物は水だった。彼らにとってのご馳走といえばチーズや牛乳で、それ以外の高級品はほとんど口にしたことがなかった。服も柄のない灰色だ。それがこの荘園の秩序ある農民の姿だった。しかし今、古きよき我々の時代は消し去られてしまった。使用人が主人に、主人が使用人となり、小作人たちはフリーメン（自由農民）の真似事をして見た目まで着飾っている」。「種々の人々の身の丈に合わない華美な服装」を禁じた倹約令が施行されたことも、農民の行動が著しく変化したことを物語っている。人々が自らの分際をわきまえていた時代を懐かしむ悲嘆の声は、黒死病の流行が過ぎ去ったのちも数十年続いた。賃金制限の法律ができても、過剰な賃金の引き上げ要求や支払いは止まらなかった。１３６０〜１３６２年および１３６９年に相次いでペスト流行が発生すると労働力不足がさらに深刻化し、賃金の引き上げはしばしば避けられなくなっていた。

賃金引き上げに対する要求はイタリアでも起こった。フィレンツェでは、イタリア人歴史家のマッテオ・ヴィッラーニが当時の様子を「少女の給仕や未経験で技量に欠ける女中、御者の小僧までもが1年あたり最低12フローリンの給料を要求し、欲張りな者に至っては18〜24フローリンくれと言う。看護師や下級職人の給料はかつてのおよそ3倍に膨れ上がり、荘園の労働者は皆、牛や種子を欲しがり、一番条件のよい農地で働きたいと言う」と書き記している。こうした要求が一部の不満分子の声にとどまらなかったことは、賃金に上限を設けたり、条件の良し悪しにかかわらず働かせたりしようとした雇用主側の対応からもうかがえる。

当時の人々の生活水準がどの程度変化したかを厳密に把握することはきわめて難しいが、黒死病ののちの数十年間においては、皮肉にも男女ともにその前の困窮の時代に比べて裕福であったと推測される。

ペストによる大量死はヨーロッパで短期的な打撃となったものの、その後１００年の間に生産性や人口は回復し、さらに成長も見られるようになった。しかしながらヨーロッパの人口がペスト流行以前の水準に戻るまでには時間がかかり、地中海西部では２００年近くを要し、イギリスでは人口が回復したのは１６００年を過ぎてからのことであった。それにもかかわらず、人口減少による長期の悪影響は見られなかった。考えられる要因としては、ペスト・パンデミック前のヨーロッパの人口が環境収容能力の限界に達する、いわゆるマルサス的な閾《しきい》値《ち》に到達していたことが挙げられる。この点においては短期的に大惨事をもたらした黒死病も長期的に見れば利点があったといえるのかもしれない。多くの書物に記録されている、黒死病の流行後のヨーロッパ全般における賃金の増加は労働力の価値向上によってもたらされた。こうした非常に大規模な経済的・人口的な変化は、どれほど壊滅的な大災害であったとしても、一つの出来事だけで起こるものではない。当然一般論で語ることすら難しい。人口減少、新たな労使関係や土地保有権の仕組みなど、ヨーロッパの至るところでさまざまな変化が黒死病の流行が発生する前から起こり始めていたのかもしれない。12世紀および13世紀のフランドルやオランダでは、すでにペストが流行する以前から農奴はいなくなっていた。一方で黒死病の発生により技術革新が飛躍的に進んだとするとらえ方もある。風車や水車のような動力装置が増産され、火器も多くつくられるようになった。これらは疫病による大量死の帰結であったと考えられなくはない。一つ明らかなのは、ペストが社会的変化の単独要因でなかったにせよ、変化を加速させたきっかけであったということである。

黒死病は当時の文学や芸術、宗教にも影響を与えた。疫病の流行にともない、過剰なまでの信仰心が至るところで見受けられるようになり、教会の厳しい制限に対する反逆も起きた。特に中央ヨーロッパの鞭打《べんだ》苦行者（宗教儀式として公の場で自らに鞭《むち》をうち、信仰心を表現する修行者）が伝統的な聖職者の役を担い、「キリストは人々への抑圧を終わらせるため地上に降り立ち、富める者の財を取り上げ、貧しい者へと分け与えようとしている」と公言し始めた。芸術作品でも死を連想させるようなイメージが扱われるようになり、人々が予測できない死を意識し始めたことが見てとれる。またペストの流行後、多くの大学が設立された。感染拡大によって発生した聖職者の不足やこれによる学問の衰退を補うためである。イギリスでは、ペストの流行後に大聖堂がより小さく質素な教会に建て替えられた。

黒死病の後、数十年、数百年の間、人々の医師への信頼はさらに厚くなり、死亡者数は減少した。加えて政府がペスト対策を積極的に推進するようになった。ヨーロッパの多くの都市で、ペストは人々の生活の一部ととらえられるようになった。ロンドンでは１５００～１６６５年の間に17回のペスト流行が発生した。フランスでは１５００～１７２０年にかけて毎年のようにペストが蔓延した。エジプトにおいては８～９年間隔で流行が発生し、シリアのパレスチナ地方でも黒死病の発生から１５１７年にオスマン帝国に征服されるまで18回もペストのエピデミックに襲われた。流行が定期的に発生していたことや、その被害がヨーロッパ大陸全般に壊滅的な影響を及ぼした黒死病ほど凄惨《せいさん》ではなかったことで、ペストはもはや恐れるものではなくなり、特定の者に罪を着せるような行為もほとんどなくなっていた。黒死病の時代に見られたユダヤ人の大虐殺も、その後の世紀ではポーランドで見られたのみであった。黒死病のような極度の衝撃は二度と起こらず、ペストは恐ろしいことに、もはや日常の事態となっていた。医師や当局もペスト対策に対して確信をもつようになった。誰もペストがどこでいつ発生するかわからなかったが、「不可解な確率で起こる」この病気には大まかなパターンがあるということが次第に明らかになってきた。ペストはまず港から始まり、内陸に移動し、都市から地方へと広がる。都市部では地区ごとに感染が拡大する場所とそうでない場所があり、家から家へと無作為に蔓延していく。ペストの流行にともなう人々の行動パターンも目に見えてわかるようになってきた。多くは逃亡し、自己防衛本能が高まり、いきすぎた自己防衛が時に他者に対する無関心を招く。一般的に政府には影響は及ばず、社会秩序が乱されることもなかった。公衆衛生局や病院、ペスト患者隔離施設の設立、および検疫政策の確立といった政府のペスト対策が進展し、多くの場合、近世ヨーロッパにおける国家の強化につながった。

ペストの原因が神の怒りや天体の整列とは無関係であると医師たちが知るようになると、ペストへの対処法も変容した。彼らはもっと現実的な説明を模索するようになり、治療法を探し始めた。14世紀の終わり頃や15世紀には、医師にとってペストは診療するうえで役立つものと受け止められるようになってきた。さまざまな治療法を試した末に得た豊富な臨床経験は、中世後期に登場したペストの原因に関する新しい研究分野である「ペスト論（plague tractatus）」に関する書物に詳細に記録されている。ペストの流行のなかには比較的規模の小さいものもあったため、人々は大規模な流行のような不安や恐怖を感じることなく、じっくりと病気を知ることができた。こうした新たな確信により、多くの学者たちがヒポクラテスやガレノスのようなペストの治療経験をもたなかった古代の学者を乗り越えることができたと主張するようになった。

黒死病ののちにはそれほどの規模の大量死は起こらなかった。一方、１６５６～１６５７年にジェノアの人口の60パーセントが死亡した小流行や、マルセイユやパドヴァ、ミラノでそれぞれ人口の30パーセントが命を落とした少なくとも６件を超える集団感染など、深刻なエピデミックがいくつか記録されている。ほとんどの流行では死亡者数は減少しており、医学に対する新たな確信が生まれていたことは明らかである。そうした確信の一部は患者の隔離の必要性など、病気に対する新たな理解がもたらしたものだが、同時にそれは人々が免疫を獲得したことにより、ペストそのものが軽症化していったためだともいえる。

「接触伝染」の概念には長い歴史がある。病気の種子の理論を打ち立てたガレノスから始まり、紆余曲折を経てルネサンス時代へとたどりつく。途中、アラビア世界で「ミアズマ」や神の力とする説が主流となったが、16世紀のヨーロッパで再び「接触伝染」という考え方が注目されるようになった。ペストが伝染するものであるという考え方はすでに14世紀後半には存在していた。黒死病が地中海地方を襲うと、アラビア人の歴史家イブン・アル＝ハティーブが「接触伝染」説への支持をはっきりと表明した。彼の主張は「ペストは神が与えた疫病である」とするイスラムの考え方とはまったく対照的であり、彼は著書で「神の掟《おきて》により否定された接触伝染という概念をどうやって検証するのか、と尋ねられればこう答える。伝染病の存在は経験や推論、感覚、観察、そして軌を一にする数々の報告に裏づけられたものであり、それらから得られた証拠により理論が実証できるのだ」と述べている。

近世ヨーロッパで提唱された「接触伝染」理論はよく「ミアズマ」と一緒に語られた。そして神の業だという声もいまだ消えてはいなかった。イギリス人伝道師リチャード・リークをはじめとして、現実味のある説明を拒絶した者もいた。リークは「ペストは空気の汚染や体調不良、ましてや魔女のいまいましい悪行や運命、あるいはこれらの災いをもたらすいかなる原因によるものでもない。ペストは我々が犯した数多の重い罪により起きたのだ」と訴えていた。つまりペストは神の天罰だということだ。１６３０年の秋、トスカーナ地方奥地の小さな村モンテルーポでペストが発生し、世俗派と宗教派の防疫官の間で原因や治療法について論争が起きた。宗教派やほとんどの村民は神の怒りを鎮めるため宗教行列を行った。ペストが伝染性であると考えた世俗派の防疫官たちは、宗教行列のような大規模な催しを制限するとともに感染者やその家族を隔離したため、暴動が勃発した。スペインやイタリアではフランシスコ・ヴァイエスやヴィトーレ・トリンカヴェリ、ジローラモ・フラカストロらが、ペストのような疫病は人から人へとうつる病気であることを示唆した。ヴァイエスはガレノスの疫病に関する著書の解説書のなかでこのように説明している。「伝染や感染症はすでに感染している人から別の人へと何かが伝播することで起こる。これはすべての自然反応が接触によって起こることからも一致している。つまり、病気の伝染は汚染された何かが種となり、病気にかかっている人から次の人へと広まっていくのである」。しかし近世の「接触伝染」説は、現代とは大きく異なるものであった。イギリス人のスティーブン・ブラッドウェルは１６３６年の著書のなかで平然と「接触伝染」と「ミアズマ」を混同させていた。当時のペスト（およびそれ以外の病気）の研究では、これらの事象は二つの独立したものだとは考えられていなかったのだ。ブラッドウェルはこのことについて「身体的なもの、霊的なもの、あるいは空気のような気体を媒介し、感染した者の何かに触れた者に伝播する」と説明している。病原体は「非常に毒性が強く感染力のあるチンキがきわめて薄い霊的なものとなり、空気と混ざることで体の毛穴を突き抜けて体内に侵入する」と考えていたのだ。

（不完全ではあるが）こうした伝染という概念の普及は、人や物資の検疫や隔離、渡航制限、宗教行列など大衆的な集会の禁止を推し進めたほか、病人や病気が疑われる人々に対して国家の権限を全般的に強めることとなった。感染対策を先駆けて始めたイタリア北部ではペスト感染が広まると公衆衛生局が規制を強化した。残念ながらこうした取り組みはほとんど効果がなく、感染の流行を止めることはできなかった。

感染対策を進めるうちに浮かび上がってきたのは貧困とペストの関連性である。イタリア、フランス、イギリスでは紛れもなく富裕層よりも貧困層がペストの犠牲になった。1720年にマルセイユで起こった大規模なペストの流行に関する書物で、ある医師が裕福な地区について次のように書いていた。「広い通りの大きな家に住んでいる裕福な人々が最もペストの標的になりにくい。彼らには感染から逃れる場所があるからだ」。ペストが貧民の伝染病だと思われていた時代、富裕層は下級階級から感染が広まることを強く恐れるようになり、ペストは社会問題に発展した。疫病は富裕層と貧困層の格差の象徴と考

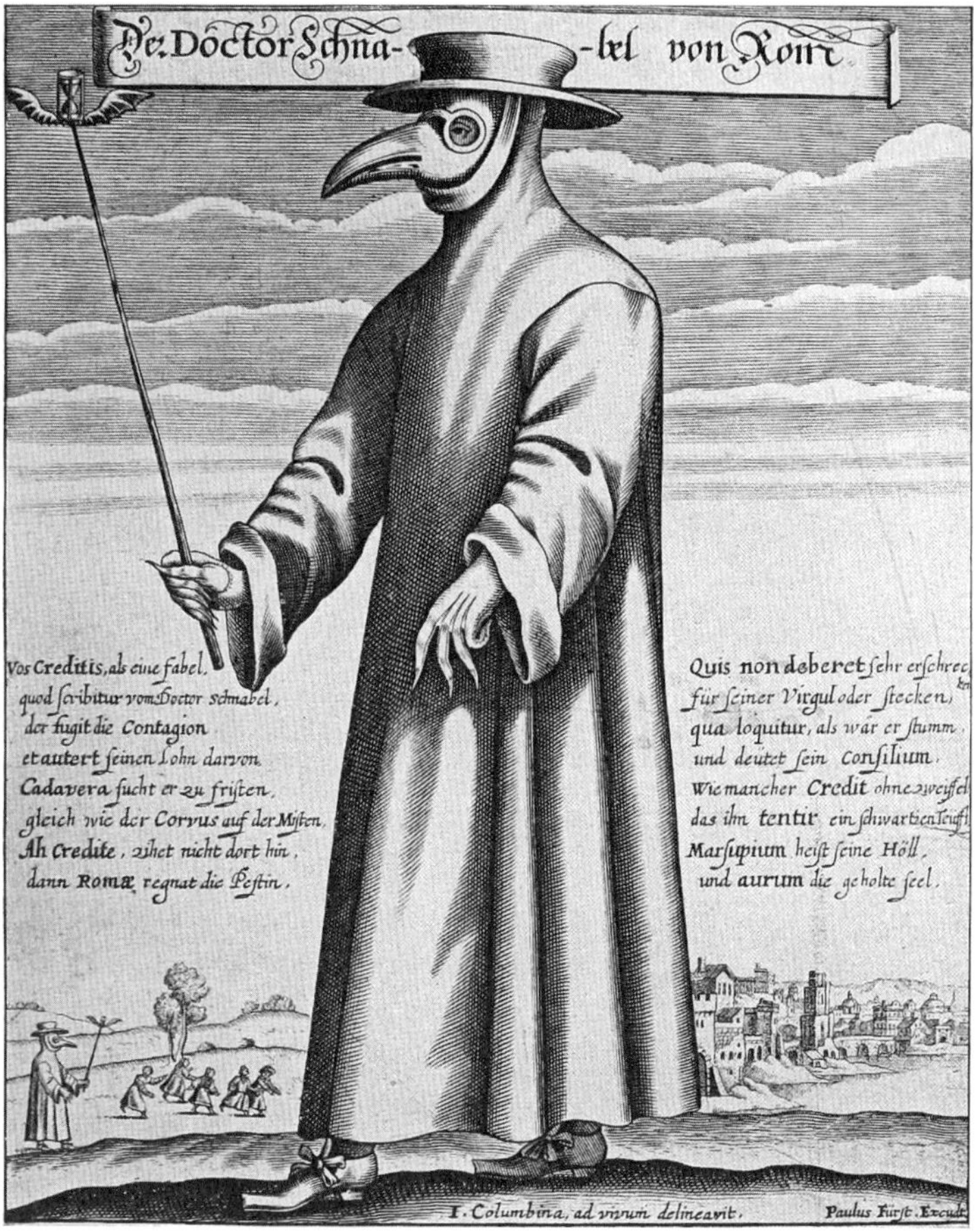

図１　ペスト患者を治療する医師を描いた版画（1656年）。医師は感染予防のため、薬草の入った防護マスクをつけて診療していた。

えられ、ペストに対する恐れは貧しい人々に対する恐怖心をあおった。

伝染性のペストはヨーロッパの国々で物資の検疫が義務化されるにつれ、商業にも影響を及ぼすようになった。海上検疫の起源は14世紀後半にさかのぼり、最初の検疫はアドリア海に面した港湾都市ドゥブロブニク（現在のクロアチアの南西部に位置）で行われた。検疫は物議をかもしたうえ、必ずしも効果があったとはいえないものの、時間が経つにつれ日常的なものとなった。対象は物資に限らず渡航者も含まれ、しばしば拘留されることもあった。ペストと交易や渡航の間には長きにわたり関連性が見られていた。ペストは東方の国々からもち込まれる伝染病であると考えられていたため、これらの地域から来た物資や人に対しては検疫が余儀なくされた。一方、ペストが伝染性だとの理解が浸透していなかったイスラム世界では検疫は実施されておらず、またオスマン帝国には検疫を実施するのに必要な行政体制がなかった。さらにペストの起源とみなされていたインドや中国などの国々でも検疫はなく、地中海の国々をはじめとするヨーロッパ大陸は自らの国境を自分たちで取り締まることになった。ペストが東方諸国から始まったものだとする意見や、東方諸国では何ら対策が取られていないという認識は東洋と西洋の分断を急速に拡大し、その隔たりは19世紀のコレラのパンデミック発生によりさらに深まっていくこととなる。

検疫を導入した国々でも、その法的効力は国により異なっていた。検疫が導入されたのはペストの感染源に近い国々であったが、それと同様に重要なのは国家の統率力と疫病に対する制圧能力との関連性が徐々に明らかになっていった点である。これはイタリアの独立都市国家で最も顕著であり、16世紀後半、１５７５～１５７８年にかけてイタリア全土がペストにのみ込まれたときに本格化した。衛生環境の改善および特に国外からの人や物資の移動に対する厳しい管理により、病気の蔓延要因に関する知識が増え、それまでに存在しなかった公衆衛生局の設置・増設というイタリア独自の感染予防対策が確立されていったのである。やがてこの手法はヨーロッパの他の国々にも伝わり、イギリスでも１５７８年からペスト対策が法令化されるなど、検疫や隔離を中心とした感染予防対策が普及していった。

　こうした国家による初期の感染対策の努力にもかかわらず、取り締まりが緩く、抜け穴の多い国境、各種の制限に反対する商人たちの妨害により、しばしばその効果が薄れた。加えて、感染対策が先行したイタリアの都市国家は小さく、その人々は何世紀にもわたり市民であることの誇りやコミュニティの保護に努めてきたという背景があった。一方、イタリアよりもはるかに大きく、多民族国家であるフランスでイタリアのような防疫体制を構築することは困難を極めた。１６６４年にペストがベルギーやオランダなどの北海沿岸低地帯からロンドンに入ってきた際には海港検疫が実施されていたが、それは必ずしも有効ではなく、その年から３年間ロンドンは、それまで１世紀以上見たことのない最悪のペスト感染に見舞われた。理論的に名案だとされた感染者の自宅隔離も、実際は感染者が命令を無視していたうえ、感染者の数も無数に増えていたためにほとんど功を奏さなかった。公衆衛生対策のための検疫やその商業への影響は、18世紀には時代遅れの代物になりつつあり、相当な非難を浴びた。

第二のペスト・パンデミックの始まりは１３４７年の黒死病の到来であることがわかっているが、その終息時期については正確な情報がない。場所から場所へとゆっくりと感染が収まっていき、その後発生することはなかったからである。イングランドでペストの襲来が最後となったのは１６６５～１６６６年のことで、８万人のロンドン市民が死亡した。半世紀後、マルセイユでの流行を境に、西ヨーロッパでペストが見られることはなくなった。それから50年後、モスクワでヨーロッパ最後のペストの流行が確認された。ペストは18世紀のエジプトではたびたび発生しており、１７９１年の流行ではカイロの人口30万人の20パーセントが死亡した。オスマン帝国ではペストの流行が19世紀になってもしばらく続いた。３世紀以上にわたってペストは人々の宗教的信念や病気の伝染に関する考え方、さらには人口動態や経済にも影響を与え、最終的にはその地における歴史上初めての国家主導による公衆衛生対策をもたらすことにもなった。近世の世界を俯瞰《ふかん》的に見ると、ロンドンとモスクワで確認された最後のペストの流行の間には1世紀以上の間隔があり、感染は徐々に縮小していったかのように見える。しかし、地方や国家レベルでは感染が突如止まったように思われる。イングランドは１３４０年代以来、定期的にペストの疫病に見舞われていたが、１６６５~１６６６年の大規模な流行を最後に感染が止まった。同じことはフランスにも当てはまり、何世紀にもわたって毎年ペスト感染が拡大していたにもかかわらず、１７２０年のマルセイユを最後に流行することはなくなった。一体何が起こったのか。一説にはネズミが免疫を獲得したことで感染経路が断たれた、またはネズミの優占種が変化したことが考えられる。また、たびたびペストの感染拡大を誘引したとされる中央アジアの気候変動が収まったという説のほか、幾度となく無効だとされた検疫が、時を経て徐々に感染を弱めていったという説もある。実際にイングランドが検疫体制を強めた１６６６年以降、ペストの流行は発生していない。しかしながら長年蔓延したペストの発生時期や場所の多様さゆえ、なぜペストがなくなったかという理由について、一つの結論を導き出すのは不可能である。

　１８９０年代に再びペストのパンデミックが発生したとき、人々はまだそれまでのペストの記憶を忘れてはいなかった。19世紀にコレラのパンデミックが起こった際、ペスト流行の経験をもつ国々は対処法を知っていた。当時のコレラ対策のほとんどは、第二のペスト・パンデミック時につくられたものだった。その影響は大きく影を落とし、そしてコレラ・パンデミックの経験もまた、第三のペスト・パンデミック対策に影響を与えた。

　第三のペスト・パンデミックの起源は１８９０年の中国の南部であった。その年、珠江《しゅこう》沿いに感染が広がり、広東省と中国南部最大の貿易都市である広州に到達した。そこから程近かった香港、そしてその先へと感染が拡大していき、１８９０年代の後半にはパンデミックが世界の大部分にまで広がり、特に港湾都市に集中していた。ケープタウン、シドニー、ホノルル、サンフランシスコはいずれもペストを経験したほか、リオデジャネイロとブエノスアイレスでも流行した。ポルトガルのオポルトでは、海港検疫により市の商業活動が停止した。ペストが蔓延した都市では、死亡率は比較的低かったものの、人々の恐怖とパニックは大きく、香港からは８万人が逃げ出した。ケープタウンとシドニーでは検疫が黒人のアフリカ人や中国人を管理するための人種政策に発展し、サンフランシスコとホノルルでも在米中国人に厳しい措置が課せられた。ペストはインド北部と西部の大部分にも到達し、１２００万人近くが死亡した。１９１４年にはセネガルも第三のペスト・パンデミックの犠牲となり、その後30年間、同地のフランスによる植民地統治を揺るがした。中国北東部の満州では、１９１０年に致死性の高い肺ペストが発生した。

　第三のペスト・パンデミックは黒死病のときと様子が違っていた。インドを除いては死亡者数がはるかに少なく、病原性も過去のものに比べて低いうえ、公衆衛生対策もより強化されていた。監視システム、海港検疫、感染者の隔離などの対策が講じられ、時にその手段が過酷で高圧的になることさえあった。エジプトのアレクサンドリアでは、市民に厳格な公衆衛生対策を強制する代わりに、保健当局が市民の信頼と協力を得るため、地元の指導者に支援を要請した。その結果、大規模なパニックは避けられ、アレクサンドリアでの流行は数カ月で収まった。

世界中にペストの感染が急拡大した背景には、高速化した蒸気船の登場や鉄道路線の発達により、国際的な貿易網や人々の移動が盛んになったことがある。コレラ・パンデミックが起こった19世紀には、商業・人の移動・感染症の相互の関わりや、パンデミック問題に対処するための国際協力体制の必要性が至るところで明らかになった。第三のペスト・パンデミックが発生したことでその関係性はさらに浮き彫りになり、パンデミック・インフルエンザが地球全体を襲った１９１８年にも再び注目された。

第三のペスト・パンデミックは医学研究の革命期の真っ只中に起こった。パンデミックが始まりかけていた１８９４年、スイス系フランス人の科学者アレクサンダー・イェルサンと日本人研究者の北里柴三郎は、10日違いでそれぞれペスト菌を発見した。その後パンデミックが世界中に拡大した１８９８年、ボンベイで働いていたフランスの科学者ポー

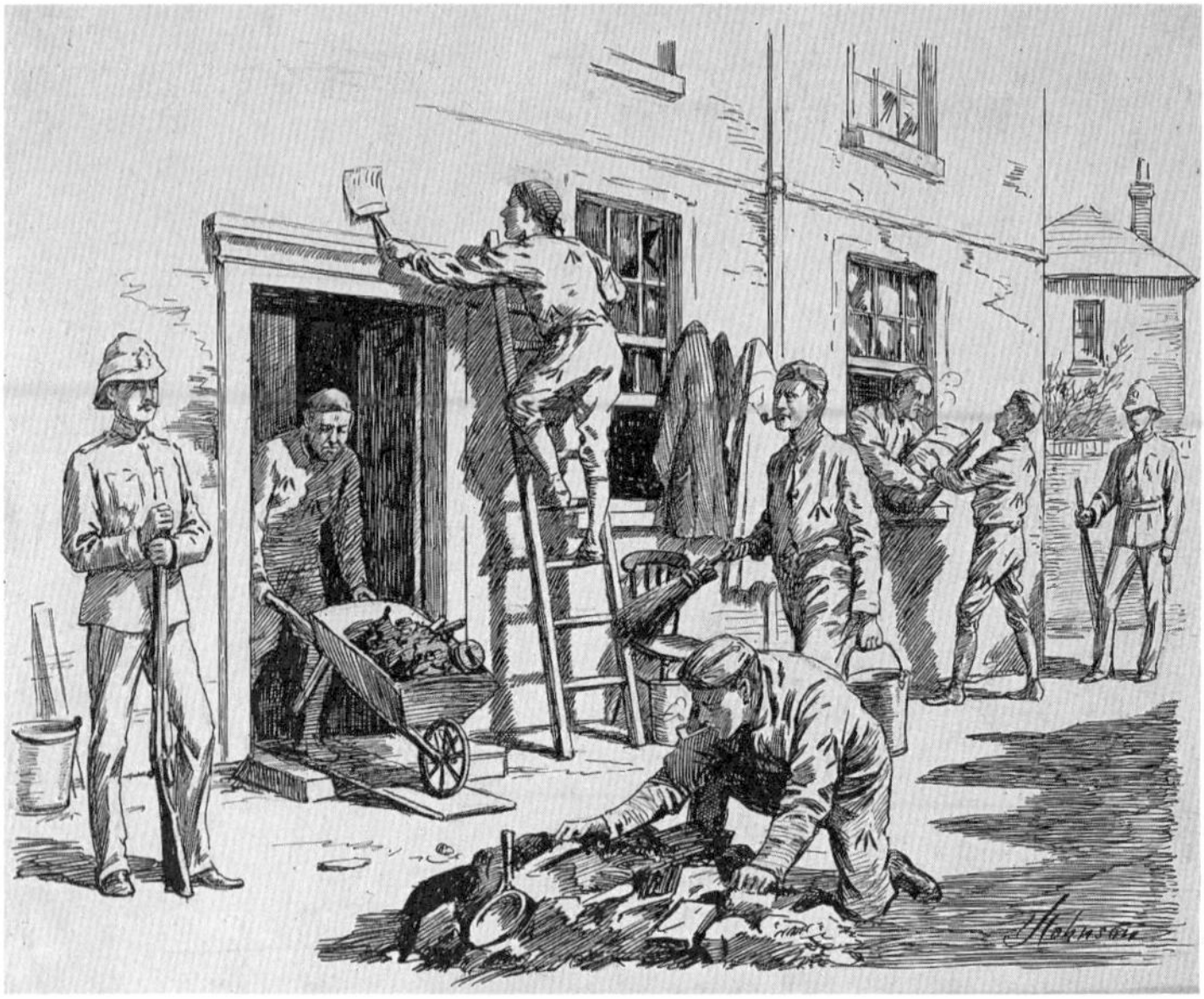

図2　第三のペスト・パンデミック時にケープタウンの街中を消毒する囚人たち（1891年）

ル・ルイ・シモンが、ペストがネズミについたノミを媒介して伝播するという説を発表し、何世紀にも及ぶ記録に残るペストの感染経路や感染源についての議論が終わりを迎えた。

　ペスト菌の発見は、ペストの病因に関する認識の変容をもたらした。それは非常に基礎的なレベルで、しかも唐突なかたちで起こった。６世紀から人類を大混乱に陥れ続けた目に見えない正体不明のペストは、１８９０年代のパンデミックの渦中の１８９４年に顕微鏡でペスト菌が発見されたことにより、その詳細こそはっきりしていなかったものの、明白な物体として認識できるようになった。病原菌の特定ののち、すべてが変わり、過去の疫病はその症状によりさかのぼって判別できるようになったのだ。イェルサンと北里は、互いに中世の疫病の原因を発見したと主張した。その後、近代的な研究技術を応用して過去のペストを理解しようと試みられるようになった。そして、ペストはエルシニア・ペスティス（*Yersinia pestis*）と呼ばれることとなった。

　ペストが顕微鏡で見られるようになったことで、過去の事象に対する診断という問題が浮上した。５４２年のコンスタンチノープル、１３４９年のアビニョン、１６６５年のロンドンでの流行が、すべてエルシニア・ペスティスにより起こったものだということをいかに検証できるか。一部の歴史家や生物学者はこれらの疫病はそれぞれ違う病原体によるものであるとし、その毒性がそれぞれに異なっていた可能性を指摘している。彼らは、ネズミがペストをあのように速く広められるほど移動することはできなかったのではないかと主張する。さらにいくつかの症例ではペストのような症状が見られていないことや、ネズミが大量死したという証拠もほとんどないことなども理由として挙げている。こうした意見は、近代の研究技術により診断されるペストと、それ以前のペストとの違いという事実に立脚するもので、その差はあまりに歴然としているため、同じ病気であったという結論は成り立たないのである。

二つのペストが同一のものであったとする意見は症状の類似性に基づく。両者はいずれも、脇の下や鼠径部《そけいぶ》、首に横痃《おうげん》と呼ばれるリンパ節の腫れなどの症状を呈する。また過去にペストが流行した地域の多くではネズミやノミが大量発生していたほか、わかっている範囲ではあるが、昔のペストも近代のペスト同様に、船にもち込まれたネズミを媒介して海を渡り世界に広がっていったことが示唆されている。さらに、病原体は変化することがあることから、過去の疫病が第三のパンデミックで同定されたペストといくつかの点で異なっていたとしても驚くべきことではない。では、あの疫病は何であったのか。今日、ほとんどの歴史家、遺伝学者、分子生物学者たちの間では、疫病は一貫してエルシニア・ペスティスによるペストであったという考えが支持されている。その理由の一つは、古代や中世後期、近世の墓に残るＤＮＡ情報から得られた新たな証拠である。

ペストと商業との関係は、１３４０年代において初めてジェノアと東洋との交易により発生したペストの流行時からよく知られてきた。１８５０年代から19世紀の終わりにかけては、国家間を調整する場が生まれ、定期的な国際衛生会議の開催を通じて感染症対策が話し合われるようになった。第三のペスト・パンデミック時には、１８９７年にベネチアで開催された国際衛生会議でペストに関する最新の科学知識が披露され、長い間切望された貿易規制の緩和が図られることとなり、科学的国際主義がある種の頂点に達した。科学は商業の助けとなることもあるのである。

ベネチアの国際衛生会議では、国際社会で前例のないほど意見が一致した。当時のロンドン疫学会会長は会議について「感染性の予防と制圧対策においてそれぞれの政府がとるべき真に自由で真に科学的な手段の確立に向け、国際社会が大きく前進した」と称賛した。より効果的な感染者の監視体制の導入が進み、検疫という手段でペストを抑えようとすることは棚上げされるようになった。不安や無知にうながされた厳しい取り締まりの代わりに、ペスト感染の発生場所に応じて入国規制や港湾検疫などを講じ、より的を絞った対策がとられるようになった。すべての国々が国際会議で話し合われた合意事項を実行したわけではなく、ポルトガルやスペインは港に軍隊を配備するなどの厳格で効果のない古来の手段を選んだが、エジプトなどではほどなくして貿易規制が廃止された。合意事項は６年後の１９０３年のパリでの国際会議でも確認され、このときには議論の中心がペスト菌の宿主であるネズミの対策へと移り、その結果、重点は出航元のペスト対策に置かれるようになった。これに成功できるかどうかは、各国の能力に加えて、国際会議で最も必要であるとされた「衛生改革」並びに「感染者調査・通知の画期的手段」に関する政策、という二つの必須要件を実行できるかにかかっていた。実際、世界でこれらの二要件を実施できた国には限りがあった。

科学と商業の関係性は、第三のペスト・パンデミックで最も大きな被害を受けたインドでも明確であった。１８９８年にペストがボンベイに到達すると、当時イギリス領であったインドの感染症対策が窮地に立たされ、新たに発見された医学への信頼も疑問視された。政府の初期対応はインド人たちの日常生活をそれまでにないほどに干渉、介入するというもので、それはやがて１８９７年の流行病法（Epidemic Diseases Act）の成立につながった。イギリスからヨーロッパへのペストの侵入を阻止するという国際的な要求を満たすため、植民地当局は船舶検査や近隣地域の検疫、渡航や宗教的な集会の制限、公衆衛生対策など全権を行使した。流行病法は当局に彼らが有効と考えるあらゆる対策を実行できる権力を与えた。これにより植民地統治者は政策に対する医師や公衆衛生の専門家たちの影響力を異常に強化し、医学は新たな権力を手に入れることとなった。

そうして導入された家屋の薫蒸《くんじょう》消毒や焼却処分、カーストの慣習を無視した病院への強制入院、葬儀の禁止、検死、感染者の厳重な隔離といった政策は、19世紀のインド史において西洋医学に対する最大の抵抗を引き起こした。

プネーの街で発行されていた英字紙『マラータ（*Mahratta*）』は、植民地当局の行為について「住民の家庭内や社会・宗教的な習慣にこれほど大きく、組織的に干渉したことはない」と批判した。大規模な暴力的抗議活動に拍車をかけた、人々が最も抵抗した施策の一つは、家族の隔離、特に女性の検疫キャンプへの強制収監であった。プネーでは、路上での女性の検査や英兵による頻繁な家宅捜索に住民が猛反発し、１８９７年６月にはペスト対策局長官のＷ・Ｃ・ランドが暗殺されるという事態に至った。翌年、さらに多くの施策が講じられると住民の怒りは頂点に達し、インド北部全域で暴動が勃発した。

植民地当局は、暴動に屈するよりほかはなかった。疫病と民衆への対処は当局の執行能力を圧迫した。軍事力の行使も逆効果となり、住民と闘うより協調するほうが得策だったのである。公衆衛生監督官は、「医学的に望ましいとされることは実践不可能、あるいは政治的な危険性をはらむ場合があることを我々の経験が示し始めている」と気づいたのだ。

これをきっかけに、最も大きな抗議活動が起こったプネーでさえも、インド人と植民地当局者の間に協力の精神が芽生え始めた。１９００年に発行されたインド・ペスト対策委員会の報告書では、強制から調停への移行が対策上有効であったことが記されている。人々による抵抗や新しい協力の時代が浮き彫りにしたのは、西洋医学に対する信頼の欠如であり、虚勢を張っていたイギリス人が実際にはペストという問題への答えをもっていなかったという気づきであった。イギリス人たちは二度とそれまでのようなかたちでインドに自分たちの見解を押しつけることはできなくなった。だが、こうして幕が開けた協力と平等の時代という印象は、その後のインドの政治的な顛末によって裏切られることになったが、いずれにしても、イギリス植民地当局が最初に行った疫病対策は、政府の考えを人々に力で押しつけることしかできない国家の体質を露呈したのである。武力行使が思わぬ反感を買い、イギリスが失敗を認めざるを得なくなったとき、植民地国家と西洋医学は彼らが自賛するほど強力ではなかったことが明らかになった。

第一次世界大戦を迎えた頃には第三のペスト・パンデミックは、制圧または勢力を失った。しかし、ペストは消えたわけではない。現在、病気そのものは抗生物質で治るが、その伝染性のため、治療が迅速に行われなければ感染が素早く広まる。ペストはいまだにアフリカとアジアの一部で何十年も生き延びている。１９９０年代のインドと21世紀初頭のマダガスカルでの流行は、古代から恐れられたペストという病気がまだ地球上に存在することを世界に思い出させた。しかし、ペストが再びパンデミックのような規模で現れることはなくなった。

2

天然痘

世界保健機関（ＷＨＯ）が１９８０年に世界根絶宣言を出すまで、天然痘は過去千年間、ともするとそれ以前から、風土病であり、かつまた世界的流行を繰り返してきた感染症であった。エジプトのミイラの調査結果から出ている証拠では、その可能性はあるとはいえ、必ずしも決定的ではないが、古代ギリシャの歴史家トゥキュディデスの著書に出てくる、紀元前４３０年に発生したという「アテネのペスト」が、天然痘によって引き起こされた可能性は高い。歴史上何十億人という死者を出した天然痘に関してはっきりと書かれた最古の記録は、４世紀の中国の錬金術師、葛洪《かっこう》が記した『緊急時の処方箋（肘後備急方《ちゅうごびきゅうほう》）』である。彼はこの書のなかで「昨今、頭、顔、胴に瘡《そう》が生じる疫病に苦しむ者がおり、瘡は短時間で体全体に広がる。この瘡は何らかの白色の物質を含んだ熱をもった膿疱《のうほう》のようなもので、膿《うみ》が乾くと痘痕《とうこん》が現れる」と記述している。一方、天然痘についての最も一般的な説明は、10世紀のバグダードで働いていたペルシャ人医師、ラーゼスが書いた『天然痘と麻疹の書（*A Treatise on the Small-Pox and Measles*）』に登場するもので、その内容はのちに17世紀の臨床ケアに影響を与えることとなった。ほかにも中国、インド、アフリカの多くの地域などで発見された資料から、天然痘が何世紀にもわたり絶え間なく流行していたことがわかっている。18世紀および19世紀を中心に、インド北部の大部分では、天然痘は病気ではなく、シータラーという天然痘の女神が起こす災いと考えられていた。アメリカでは、先住民族のチェロキー族が１８３０年代、あるいはそれ以前に、天然痘となって現れるというKosvkvskiniと呼ばれる悪霊をなだめるため、*itohvnv*と呼ばれる踊りをつくったとされている。また西アフリカでも、ヨルバ族などの部族が天然痘の神の存在を信じていた。さらにアフリカ南部のコサ族の間では、１７７０年代に天然痘が大規模に流行し、伝統的な葬礼が廃止された。死者は埋葬されず、感染者はやぶのなかで誰にも看取られることなく死んでいった。死は人の営みのなかで自然に訪れるものではなくなり、人々は死を恐ろしいものとしてとらえるようになった。日本のアイヌは天然痘の正体を地上と天の世界との境を越えてやって来た神の仕業だと考え、その神が人々を怨霊に変え、村中に天然痘を振りまいたと信じていた。人々に甚大な被害を与えた天然痘が、その被害を受けた民族の心理に強い影響を及ぼしたとしても不思議ではない。

アフリカの奴隷貿易と植民地主義により、天然痘を含むさまざまな感染症がアメリカ大陸にもち込まれ、先住民の人口は90パーセントも減少してしまった。天然痘は16世紀前半から19世紀中頃にかけ、免疫のない集団を見つけては感染を爆発させ、西半球全体に何世紀にも及ぶパンデミックを引き起こしたのである。

アメリカ先住民の間で見られる病気を特定することは困難である。多くの病気は発熱、倦怠感、咳といった類似する症状を呈するうえ、目撃者の証言も著しく曖昧な場合がある。

しかしながら、葛洪による最初の天然痘の解説書にある膿疱をはじめ、固有な症状をもつ天然痘は、アメリカの植民地時代の記述のみを頼りに肺炎と結核とを見分けることに比べれば、さほど判別が難しいものではない。ヨーロッパでは16~17世紀までに、天然痘は子どもの間でよく見られる病気になっていたが、そのわかりやすい症状から、当時の記録でもほとんどの場合、疫病や病《やまい》といった漠然とした呼び名ではなく、明確に病名が記載されていた。また、アステカ帝国に住んでいたメシカ人の間に天然痘が到来した際、天然痘が彼らにとって目新しいものであったため病名がつけられていなかったが、１５２０年のフィレンツェ絵文書には、アステカの首都テノチティトランが滅亡し、スペイン人に征服された原因が天然痘の蔓延であったとする記録が残っている。

> 我々のもとに大きな病、広く蔓延する疫病が訪れた。それは我々に猛威を振るい、大勢の命を奪った。多くの人々の顔や頭、胸、全身が痘痕で覆われた。症状はきわめて重く、かかった者は動けず、頭を傾けることはおろか、体の一部を曲げることさえもできないほどであった。痘痕のためにうつ伏せや仰向けにもなれず、寝返りも打てない様子で、少しでも動こうものなら苦痛にあえぐ状態であった。多くが病気のために死んでいったが、なかには誰も世話をするものが生き残っておらず餓死していく者

もいた。多くの患者は顔がぼろぼろになった。痘痕ができ、一生消えることはなかった。視力を失い、失明する者もいた。最も重篤な症状は60日間続いた。恐怖の60日間である。

通常、天然痘がほかの病気と間違えられることはほとんどない（ただし麻疹と天然痘を見分けるのは難しい）。

天然痘のように、ヨーロッパでは17世紀後半までさほど猛威を振るうことのなかった病気が、なぜアメリカ大陸で殺人鬼と化したのか。ニューイングランドの初期の入植者は、天然痘は神が野蛮なアメリカ・インディアンたちを戒め、大陸から彼らを一掃するためにもたらしたものであると信じていた。当時の年代記者ウィリアム・ブラッドフォードはその著書で１６３３年の天然痘の流行を回顧し、「大きな疫病がインディアンに訪れ、神を喜ばせた」とつづり、その後、「神はこの地を我々のものにした」と書いている。また、バージニアのロアノークでトーマス・ハリオットが著した記録では、アルゴンキン族が「それは神がフランス人を介して行った業であり、神は我々を武器なくして殺し、打ちのめした」と考えていたことが記録されている。一方、ヒューロン族はフランス人が天然痘をもち込んだと非難している。さらに、１６３０年代後半の天然痘の大流行ののちに書かれたイエズス会の宣教師による書物によると、ヒューロン族はイエズス会のフランス人宣教師が訪れた土地でヒューロン族が次々に死滅し、フランス人だけが生き残っていくあり様を見て、フランス人を「地球上で最も恐ろしい魔術師」と呼んだという。

歴史上、劇的な人口減少の多くは「処女地の疫病」が原因だとされてきた。その概念は単純である。ヨーロッパで長年一般的な小児疾患とされてきた病気が、その病気に対して免疫をもたない人々の間で致死的な影響をもたらしたというものだ。未開拓の処女地では、遺伝と人種とが何らかのかたちで混ざり合うことにより、免疫力が低い集団と高い集団がつくられるという考えが広まった。しかし、それは事実ではない。すべての人種は特定の感染症にかかるまでその病気に対する免疫を獲得することはないのである。天然痘は１７１３年に南アフリカのコイサン族の間で初めて蔓延し、甚大な被害をもたらした。またアイスランドでは、１７０７〜１７０９年の間に天然痘の流行が発生し、天然痘に対して「処女」であった国民のうちほぼ3分の1が死亡した。つまり、処女地の疫病という考えが証明しているのは、天然痘のような感染症が、新世界の先住民および18世紀初頭のコイサン族の土地や、最初の天然痘の流行から次の流行まで数十年の間隔が空いていたアイスランドなど、人口のほとんどが非免疫である集団にもち込まれた場合に壊滅的な事態を引き起こす恐れがあるということである。「処女地」という概念は、天然痘をはじめとする感染症がなぜアメリカ・インディアンの間で流行したかということを説明するうえで興味深い考え方ではある。しかし、この概念は未知の病気についての初回の感受性についてのみに使われるべきである。

天然痘がアメリカ・インディアンに大きな打撃を与えた要因はほかにもある。一つは何千年もの間、ほかの世界から孤立していたアメリカ・インディアンの遺伝的等質性により天然痘に対する感受性が高まっていたという可能性だ。また、アメリカ大陸で蔓延した天然痘の多くは、ヨーロッパではなくアフリカ由来のものであり、おそらくより毒性が強かったと考えられる。アメリカ大陸に繰り返しもち込まれたという事実および流行間のタイムラグから、多くの地域では新たな流行が発生した時点でそれ以前の流行時の免疫獲得者が生存していなかったとも推測できる。天然痘が流行した地域の多くは人口が少なく、天然痘が風土病化するほどには至らず、住人たちは免疫を獲得することができなかった（これと同じ事象は、20世紀初頭にケニアの遊牧民の間で発生した天然痘の流行における壊滅的な被害の説明にも用いられている）。天然痘は非免疫の人口がある一定数集団に残っている限り、爆発的な流行が引き続いて起こった。天然痘にかかったことのない妊婦から生まれる子には感染を防御する抗体がなく、また天然痘に感染したその母親は病気の子を世話することができなかった。先住民集落の多くは密集した場所で暮らしていたうえ、一つの住居で大勢が暮らすことも少なくなく、天然痘が急速に拡大するには格好の条件がそろっていた。接触すると伝染するという認識がないまま健常者が感染者を訪問したり、感染者が村から出ていったりすることもよくあった。そうして天然痘は広まっていったのである。

多くの死者を出した天然痘の災いにより、生き延びた者も次々に飢えや脱水症状によって息絶えていった。1630年代、ウィリアム・ブラッドフォードは天然痘の流行における生存者について、「この人々の状態はとても悲惨で、多くがこの病に倒れ、やがて互いに世話をすることも、火を起こすことも、少しの飲み水を取りに行くことも、死者を埋葬することさえもできなくなった」と書いている。天然痘は、入植者による壊滅的な開拓行為の産物であった。1696~1700年にアメリカ南東部全域を襲った天然痘の流行は、先住民の奴隷化による混乱と絶え間ない移動がその引き金となった。奴隷化により、何十年もの間、数々の先住民集落が襲撃され、強制移住を命ぜられたのである。

天然痘は、アメリカ先住民の部族構造を塗り替えた。1630年代から1世紀以上にわたり、天然痘はヨーロッパ人と先住民の間で行われたビーバーの毛皮や銃、アルコールの取引を通じて広がり、五大湖やグレートプレーンズとプレーリーの境界線地域に変化をもたらした。1630年代に天然痘がイロコイ族を襲うと、彼らは「喪の戦」と称して長年の敵であったヒューロン族を捕え、病死した仲間の身代わりにするようになった。イロコイ族の間で天然痘の被害が拡大し、それにつれてヒューロン族も滅亡寸前まで激減した。そしてイロコイ族は、その軍事力によって権力を増大させていった。同様に天然痘の流行の被害を受けたソーク族とフォックス族も西部のほかの部族に助けを求め、新しい部族が誕生するきっかけとなった。天然痘は幾度となく先住民の間で流行し、部族間の構図を並べ替えていった。死亡率の格差により、先住民たちは弱い部族と強い部族に分かれた。アニシナベ族の一種であるモンソニ族は、１６７０年代までビーバー取引の仲介役として力をもっていたが、１７３０年代に天然痘によってほぼ全滅した。生存者もほかの部族に流れたが、18世紀の終わりには部族が消滅し、モンソニ族なきのちの集落に北部オジブワ族などが入り始めた。

１７８０年代初頭、天然痘のパンデミックがメキシコシティから北に向かって押し寄せ、ハドソン湾と太平洋岸北西部まで到達した。南部の平原地帯では、その衝撃が収まると、コマンチェ族は天然痘にかからないようにしようとした。天然痘が蔓延する商業地を訪問するのではなく、取引相手が彼らを訪ねるまでじっと待機していたのだ。天然痘を予防したことで、コマンチェ族は18世紀から19世紀半ばにかけてアメリカ西部で最強・最大のインディアンとなった。一方、北部の平原地帯では、パンデミックがミズーリ川沿いの村をほぼ一掃し、アリカラ族の人口は80パーセントも減少した。１７９５年、フランスの貿易商ジャン＝バティスト・トルトーは当時の様子をこう記録している。「その昔、アリカラ族の国はきわめて広大であった。そこには豊かな人口の集落が32もあったが、今では過疎化し、時期を変えてたびたび起こった天然痘の流行によってほとんどが荒廃した。逃れられたのは各村でほんの数家族にすぎなかった」。

勢力の均衡は、西部スー族を中心とした平原地帯に住む騎馬の部族に傾いた。彼らは、その地理的要因のためにパンデミックによる最悪の事態を免れたからである。１８００年頃になると、グレートプレーンズ地域全体が乗馬をする狩猟部族によって支配された。ミズーリ川の村々も衰退し、１８０４年11月にウィリアム・クラークとメリウェザー・ルイスが平原地帯を訪問した際の記録には、「何年も前、彼らはミズーリ川上流地域にあるいくつかの村に住んでいたが、天然痘が彼らの国の大部分を破壊し、一つの大きな村と複数の小さい村が残るのみとなってしまった。病気に襲われて衰退した国々もスー族やほかの部族が戦争を起こして大勢を殺し、残った者はミズーリ川上流に移動していった」と書かれている。

19世紀にもアメリカ先住民は天然痘に悩まされ続けた。ミズーリ川の周辺に住んでいたマンダン族、ヒダーツァ族、アリカラ族は、１８３７〜１８３８年に発生した天然痘の流行で滅亡の危機にさらされた。その後、流行が西に移動し、ブラックフット族、グロー・ヴァントル族、アシニボイン族の間で多くの死亡者を出した。人口の減った集落にラコタ族、シャイアン族、アラパホ族の強力な同盟が侵入した。19世紀半ば、増え続ける入植者たちがアメリカ西部に向かって移動し続けて目にしたコマンチェ族、ラコタ族、アラパホ族、シャイアン族が支配するインディアンの世界は、天然痘によってつくられたものだったのである。

　近世ヨーロッパでは、天然痘は人々にとってなじみある病気であり、多くの地域で風土病となっていたが、一定の地域では時に小流行や大流行が起きることもあった。17世紀半ば以前、天然痘は特に毒性の強い病ではなかった。当時の医学書や年代記、旅行記でも天然痘は軽度の風土病とされ、危険な病気と書かれることもなかった。大規模な蔓延もなく、16世紀後半のロンドンをはじめとする流行では死亡者はほとんどおらず、その死亡者も小児の患者であった。しかしその後、どういうわけか天然痘は変化し、18世紀になるとヨーロッパ大陸全体を襲う殺人鬼と化し、その恐怖や致死性はペストを超えた。１６４９年に始まり、17世紀の間繰り返し定期的に天然痘の流行に襲われていたロンドンでは、天然痘による死者がその当時のロンドン全体における年間総死亡者の８パーセント以上を占めていた。18世紀半ばになるとその数は倍増し、１７６２年には天然痘による死者は３５００

人に上り、ロンドンの総死亡者数の17パーセントを占めるようになった。さらに18世紀終盤にはロンドンの人口における天然痘による死者の割合が8〜20パーセントに達した。

こうした事態を変えたのが人痘法、そしてのちの予防接種であった。人痘法とは、肌に傷をつけ、そこに天然痘患者の膿を少量植えつけることで天然痘の軽度の反応を誘発するもので、うまくいけば患者は軽度の天然痘を発症したのち、天然痘に罹患したことのある人と同様に免疫を獲得し、一生天然痘にかからないというものである。アフリカやインド、中国の一部の地域で古くから実施され、ヨーロッパでも18世紀半ばに一般的に実施されるようになった。人痘法の効果についてはは18世紀初頭のイギリスやアメリカにも伝わっていた。ボストンでは、コットン・マザー牧師がその著書で、西アフリカから来た奴隷の一人から現地では人痘法が普及しているとの話を聞いたと書いている。一方イギリスでは、中国で人痘法が行われているとの情報が1700年に伝来し、さらに17世紀にはポーランドとデンマークの農民も人痘法を実施していたという話が広がり始めた。1720年代になると、トルコに駐在していたイギリス大使の妻メアリー・ワートリー・モンタギュー夫人が1718年にコンスタンチノープルで現地ではよく知られた人痘法を娘に受けさせ、再び人痘法が注目された。1721年、夫人の息子もイギリスで人痘法を受け、これが同国初の予防接種の事例となった。のちに人痘法は王室でも普及し、やがてイギリス全体で一般的に実施されるようになった。

人痘法に対しては、天然痘に故意に感染させることに対する懸念や、運命を干渉するものという宗教上の懸念から反対する声もあった。しかしこうした反対意見も、人痘法により免疫をつけて天然痘から救われる人々が増えていくと、ほとんどは激しく否定されるようになった。18世紀半ばには、人痘法は西ヨーロッパとアメリカ大陸の大部分で定着していた。18世紀後半になり、接種方法の改善や個人ではなく町村単位での接種などが行われるようになり、人痘法は公衆衛生対策をさらに進展させた。ロンドンのような大都市は、小さな田舎町よりも人痘法が困難であったため、こうした都市部では天然痘は引き続き深刻な被害をもたらした。人痘法は人々の天然痘に対する見方を変えた。天然痘は具体的かつ有効な予防方法がある病気となり、そのことが医学の歴史で最も大きな発明の一つといわれる「種痘」の開発へとつながったのである。

１７９６年、エドワード・ジェンナーがイギリス人の男児に人痘の代わりに牛の病気である牛痘を少量接種する「種痘」の開発に成功し、人類と天然痘との戦いの終焉の幕開けを告げた（「ワクチン」という用語は、ジェンナーが牛痘の接種をカウポックス・バリオラエ・ワクシナエ *cowpox variolae vaccinae* と呼んだことに由来する）。2年後、ジェンナーはこの発見を世界に発表した。彼以前にも牛痘を接種した事例はあったが、ジェンナーの発見は、種痘をしたあと、その人に天然痘を感染させたのにもかかわらず症状が現れないことを証明した、という点において革新的であった。毒性を弱めた牛痘を使用した種痘は、人痘を接種することで天然痘に感染するというリスクがなく、感染が広まる不安もないため、すぐに受け入れられた。ジェンナーの発表から３年のうちに、イギリスでは約10万人が種痘を受け、その後20年間でさらに数百万人が続いた。ロシアでは約２００万人、フランスでもほぼ同数が種痘を受けた。１８００年、種痘は北アメリカでも導入され、翌年にはバグダード、そしてそこからインドに伝わった。19世紀中頃になると、アメリカ先住民の間でも天然痘の流行が減少した。

　牛痘による種痘（および牛痘法が開発される前の人痘法）の登場により、天然痘による死亡者数は減少した。１８３０年代にはハドソン湾会社がカナダ西部の先住民の大半に種痘を行った。グアテマラでは、１７７０年代に植民地の医師がマヤ人を対象に黒曜石の刃物など現地の医療器具を使い、人痘を接種していた。一方アメリカでは、先住民への種痘は全般的に件数が少なく、また接種の時期も遅すぎたため、ミズーリ州で天然痘の大流行が発生した。それでも、天然痘に対する免疫獲得人口が増え流行頻度が減るにつれて、死亡者数も減少していった。

　かつて鎖国が行われていた日本においては、人々は当初種痘に対して懐疑的であり、好ましくないとすら考えていた。当時、痘苗《とうびょう》を輸入したのは西洋に対して国を開こうとしていた人々で、彼らにとって痘苗は近代文明の象徴であった。日本で種痘が受け入れられるようになったのは１８５０年代の頃である。徳川幕府は「原始的」なアイヌの和人社会への同化政策の一環として、国家主導の強制種痘を実施した。その成果については議論の余地があるものの、はっきりしているのは、長年アイヌが信じてきた天然痘の治療に関する観念が種痘を前にして通用しなくなったということであろう。種痘という新しく、かつ効果的な手法が登場し、アイヌの間で信じられてきた予防法は効果がないということがわかったのだ。ヨーロッパにおいても、種痘はその手法に対する不潔な印象や、「病気に歯止めをかけるために病気に罹患する」という考え方に懐疑的な声があったにもかかわらず、徐々に普及していき、いくつかの場所では義務化されていった。スウェーデンでは１８００年に１万２０００人であった天然痘による死亡者数が、１８２２年には11人にまで激減した。天然痘による死亡率の低下とともに、ヨーロッパの人口は増加していった。

　種痘が普及した初期にはこうした成果があったにもかかわらず、大規模な天然痘の流行はたびたび発生した。というのも、一度種痘により天然痘が激減すると、人々の種痘に対する当初のような強い関心が薄れて、その効果もなくなっていったからだ。当初は知られていなかったが、種痘により必ずしも生涯にわたり免疫が続くというものではなかった。

実際、１８３６～１８３９年の間にイギリスで起きた天然痘の流行では約３万人が死亡した。また、１８７０～１８７５年に普仏戦争を発端に起きた天然痘パンデミックでも推定50万人が死亡し、ヨーロッパの多くの地域で天然痘の記憶を呼び覚ますこととなった。その後、イギリスとドイツでは強制的な種痘に関する法律が可決された。イギリスでは１８８５年に種痘法が制定されたが、それでも天然痘の発症原因に関する議論（環境、接触伝染、「ミアズマ」など）や国家による国民の健康への介入に対する強い嫌悪感に加え、天然痘の重要性に関する人々の認識の低下も相まって、強制接種に対する論争や暴力的な反対運動が起きた。こうした背景により、イギリスで１８８５年に制定された種痘法は、１８９８年および１９０７年に撤廃された。

　種痘に対する過信と定期的な局地流行の発生にもかかわらず、１８７０～１８７５年のパンデミックを境にヨーロッパでは大規模な天然痘の流行が止まった。種痘に加え、天然痘のウイルスが大痘瘡《とうそう》ウイルスから、より伝染しづらく重症度が低い小痘瘡ウイルスへと変化していったことで、天然痘は20世紀中頃には欧米やほかの先進国からほとんど消えたのである。１９７１年、アメリカ合衆国公衆衛生局は、種痘によって引き起こされる合併症による小児の死亡者数（当時年間６～８人）が天然痘による小児の死亡者数を上回るとして、定期的な種痘の実施の中止を勧告した。

天然痘に対する種痘の登場は、公衆衛生の歴史において大変重要な出来事となった。それは、個人を対象としつつも国民全体の健康問題に大きく効果を与えるという医療介入であった。感染症の感染拡大を抑制するためには、ある集団のなかでその病気にかかりやすい人の割合を感染拡大に歯止めをかけるのに十分な数値まで減らすことが鍵である。ペスト流行時代の検疫など、種痘が登場する以前の感染症対策はこれとは大きく異なる。検疫は流行している病気の感染拡大を止めることが目的であったのに対し、種痘はそもそも流行事態が起こる可能性を低減させた。種痘を受けた人口が感染抑制に十分な数に達すると、ヒト以外の宿主をもたない天然痘はいき場を失った。

天然痘は、人間が根絶した唯一のヒト感染症である。１９７５年、バングラデシュで最後の大痘瘡の症例が報告され、その2年後にはソマリアで最後の小痘瘡患者が報告された。１９６７年、世界保健機関（ＷＨＯ）は天然痘根絶強化計画に着手した（ＷＨＯは当初、天然痘の根絶計画には消極的で、代わりにマラリアの根絶計画を決議したものの計画は失敗していた）。それから10年余りが経った１９８０年、ＷＨＯは地球上での天然痘根絶宣言を行うに至った。天然痘の根絶はコスト・物流・政治・社会面においても、また人道的な影響を鑑みても、大変大きな成果であった。

天然痘は感染症のなかで唯一、根絶に最適な病気であった。１９４０年代後半には凍結乾燥ワクチンが開発され、熱帯地方でのワクチン予防接種における課題が理論的には解決可能となっていた。発疹というわかりやすい症状が感染者の特定を容易にした。１９７０年代初頭にはＷＨＯの天然痘根絶計画により隔離および監視の手法が確立され、感染拡大を食い止めるのに役立った。さらに天然痘ウイルスを保有する動物も存在せず、蚊によって伝播するマラリアのように根絶計画を検討する際に考慮すべきベクターがいないため、大規模な環境管理の必要性もなかった。これらを背景に、天然痘の根絶に対する要望が広く国際社会からの支援獲得につながり、その結果、ＷＨＯは１９６７年に天然痘根絶計画の強化を決定することとなった。天然痘根絶計画そのものはそれ以前から存在していたが、それは名ばかりで、資金も人員も不十分なものであった。

　しかし、なぜ「根絶」だったのか。天然痘はジェンナーによるワクチンの発明以来、減少していた。一部の国ではまだ存在していたものの、多くの国では喫緊《きっきん》の健康問題というわけではなかった。天然痘根絶計画の強化により、そもそも感染拡大を引き起こす要因となっている社会的条件に関する注目が薄れてしまった。ラテンアメリカの多くの国々のようにまだ天然痘が存在しつつも重要な懸念事項ではない地域においては、根絶計画はより深刻な健康問題を不用意に埋もれさせたうえ、それらの国々に莫大な財政的負担を課した。アメリカだけでも今日の貨幣価値で10億ドルがＷＨＯの天然痘根絶計画に費やされた。しかし、根絶計画の費用の大半を負担したのは、計画が展開された国々であった。アフリカや南アジアなどの天然痘による死亡率が最も高い地域では、依然として年間２００万人もの天然痘による死者が出ていたからである。

ＷＨＯが根絶計画を強化すると、事態は急速に進展した。数年のうちに、天然痘の流行国数はインド、バングラデシュ、パキスタン、エチオピアの４カ国に縮小した。天然痘が最もしぶとく存在し続けたインドでは、ＷＨＯが最大規模の根絶計画を展開した。ここでも根絶計画は迅速に進捗していったが、必ずしも円滑で穏便に事が運んだというわけではなかった。根絶計画とインディラ・ガンジーの権威主義的な政治体制との連動による圧力や脅しに加え、インド政府とＷＨＯとの間、およびインド内の地方政府と中央（連邦）政府との間の摩擦、そして粗悪な品質の物資やワクチン、その他多くの問題によりインドにおける根絶計画の推進は特に困難をきわめた。それでもなお、インドは１９７５年に天然痘を克服した。

ＷＨＯの天然痘根絶計画は成功した。しかしその功績を、ジュネーブのＷＨＯ本部によるトップダウンの計画の賜物と記憶してはならない。計画の成功の裏には、蔓延国現地において、誰もが重要性を認める知見をもつ数えきれないほどの人々の存在があったのである。彼らは国際会議を頻繁に開催し、互いに連携し、アイデアを共有して過去の制圧の成功および失敗事例から学びを得た。天然痘の根絶に成功したのは計画実行の指揮者やＷＨＯのみの働きによるものと考えるのは、根絶計画に関わったすべての人々の努力を無視することになる。そしてそれは、過去からの教訓の誤った理解につながるだけでなく、たび重なる現地での複雑な問題に敏感に対応してきた、マルチレベル、すなわち国際的なレベルと地域のレベルの取り組みが融合した根絶計画の真価を覆い隠してしまうことになる。背景を省いた説明は、誰のためにもならない。

　現在、生きた天然痘としては、安全な実験室に保管されている冷戦中のアメリカと旧ソ連が保有していた株が存在するのみとなっている。しかし２０１４年６月、アメリカの国立衛生研究所の使われていない貯蔵室で何十年も放置されたままの生の天然痘ＤＮＡのバイアル（医療用の瓶《びん》）が２本発見された。この発見は、かつて凶悪な殺人鬼として恐れられた天然痘の存在を世界に一瞬思い起こさせることになった。

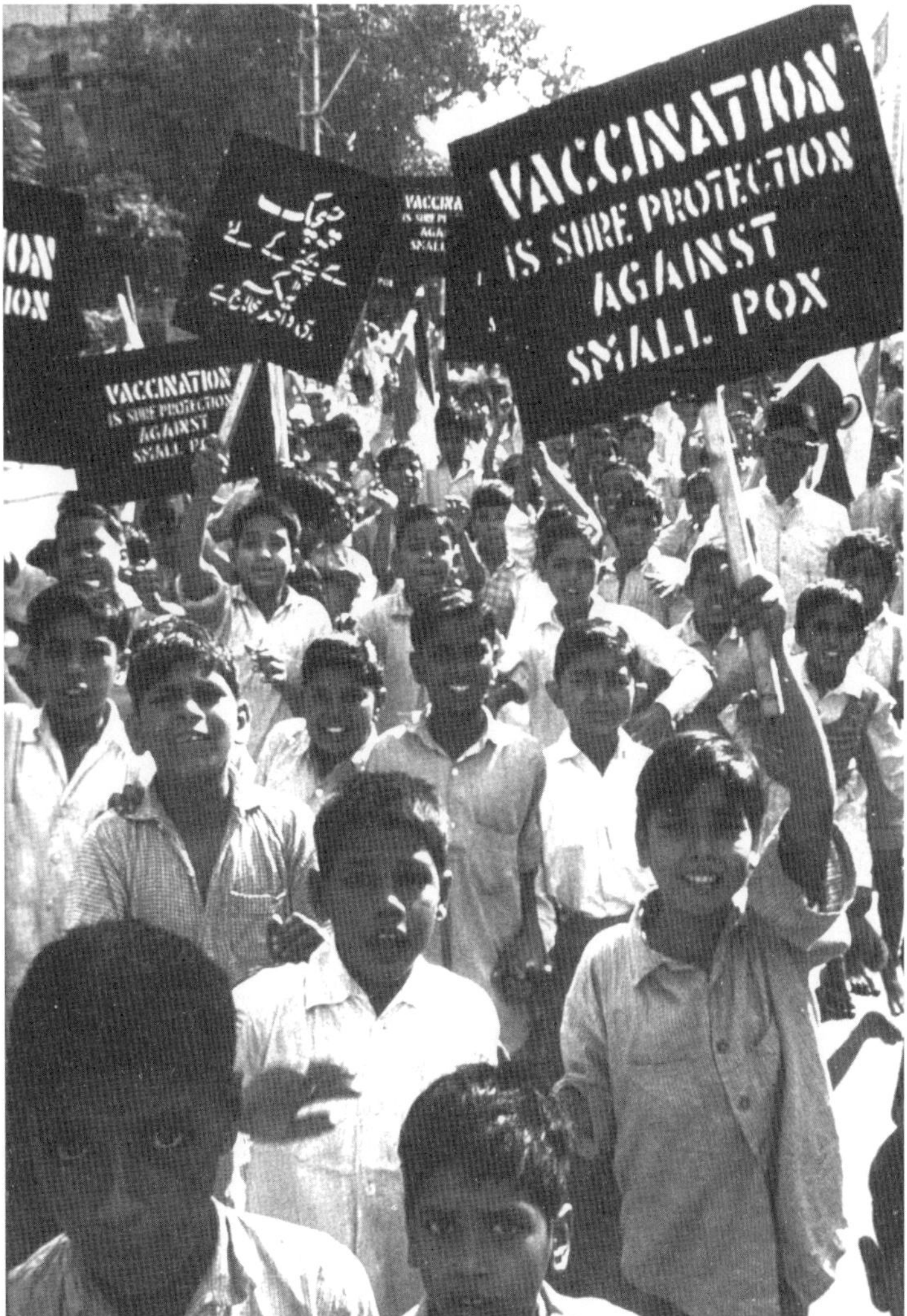

図3　1950年代に展開されたWHOとインド政府による天然痘根絶計画を支持するインドの子どもたち。計画の成功には市民の理解が欠かせなかった。

3

マラリア

アフリカを起源とするマラリアは、マラリア原虫属（*Plasmodium*）の寄生原生動物によって引き起こされる感染症である。歴史上でヒトへの感染が確認されている寄生原虫は主に「熱帯熱マラリア原虫」「四日熱マラリア原虫」「卵形マラリア原虫」「三日熱マラリア原虫」の4種類だが、近年は東南アジアで森林破壊が進み、人間と霊長類との接触頻度が増えたことで、サルマラリア原虫（*P. knowlesi*）による感染も急速に増えている。マラリアの寄生原虫のなかで最も一般的なのは熱帯熱マラリア原虫と三日熱マラリア原虫であり、なかでもより致死的で有害なのは熱帯熱マラリア原虫によるマラリアで、世界のマラリア死亡者の大半がこれによるものである。

マラリアは５００万年前の人類の祖先の間でも存在していた可能性がある。しかし、マラリア原虫は生活環境が複雑で、マラリアが流行するためには十分な数の蚊と人間の宿主が接触するための多くの条件が必要となる。感染後も一生涯に潜伏状態を保つことができる結核とは異なり、マラリア原虫は宿主が死亡してしまうことがよくあるため、人体で長時間生存できず、絶えず新たな宿主を探し続ける。したがってマラリアの流行には密集した人口が必要となるが、歴史上においてそうした集団が出現し始めたのは４０００年から1万年前、中央アフリカの森林で農地開拓が始まった頃のことである。マラリアは蚊が大量発生しているところで蔓延する。蚊は繁殖に特殊な環境を要するが、農地開拓のための樹木の伐採によって吸水性のある土壌が取り除かれてできた水たまりは、蚊にとってはうってつけの繁殖環境となった。宿主となる動物がほとんどいない環境で、ガンビエ・ハマダラカ（*Anopheles gambiae*）などの蚊の種はヒトを吸血するように進化した。そして、マラリアに罹患歴のある集団とマラリアに対して非免疫の集団とが接触することでマラリアの流行が発生したと考えられる。

アフリカ以外の地域における先史時代のマラリアに関する情報は乏しい。紀元前1000年以降に関しては、確かな歴史的証拠が世界の多くの地域で残されている。それは、マラリアが農耕や人為的な環境変化によってもたらされたことを意味している。ローマ共和国時代後期のローマ周辺の地域では、経済的な状態の悪化により農民が手放した低地の農地に水がたまり、沼のような湿地となってマラリアが蔓延した。さらに森林破壊の進展やかつての排水設備の残骸も加わり、それ以来20世紀半ばまで南イタリアはヨーロッパにおけるマラリア流行の中心地となった。

農地開拓と並行して、マラリアは近世ヨーロッパに広がっていった。その流行範囲は15世紀後半から19世紀半ばの大西洋奴隷貿易時代に拡大した。奴隷貿易の最盛期であった17～18世紀には、熱帯アフリカからのマラリアが新世界（アメリカ大陸）の熱帯地方へと広まっていった。

結核と同様に、マラリアの感染拡大は人間による環境操作により引き起こされる。結核は都市化とともに拡大したが、マラリアの場合は農村における農業が流行の引き金となった。都市化の推進と農業生産の拡大は相関性があり、都市が成長すると農業も成長する。これは人口増加と都市化の推進が農業生産を拡大させた16～17世紀のイングランドで顕著であった。イングランド南東部の沼沢地帯では、農地開拓のために一方で土地の排水をしつつ、他方で湿地をつくり出した。それにより、蚊やマラリア原虫にとって最適な繁殖環境ができ上がった。マラリアは、新しい農民が次々に移り住んでくると、ヒトの宿主を見つけては伝播していった。

　農業生産のあり方は地域ごとに異なる。一般的に、いわゆるグローバル・ノースのアメリカや西ヨーロッパの一部などでは資本集約的な農業が進展するとともに農業技術も発展した。イギリスではより高度な排水方法が開発され、農村から都市部への人口移動が進んだことにより、マラリアの感染源となる感受性をもつ集団が減っていった。一方、グローバル・サウスの開発が進んでいない国々では、農業技術の改良が広く行われず、マラリアが蔓延しやすい状態のままとなり、感受性をもつ集団も残り続けた。

　一般的にマラリアの増殖は、農業や農村の開発が引き起こしたものとされてきたが、都市部であっても衛生状態の悪い環境や水たまりがあればマラリアは発生し、実際にグローバル・サウスの巨大都市ではマラリアの流行が増え続けている。また、人工的につくられた環境もマラリアの発生を助長する。20世紀初頭のパナマ運河地帯では、マラリアの主な媒介者とされるアルビマヌス・ハマダラカ（*A. albimanus*）が運河建設の影響で大量発生した。昆虫学者は当時、「アルビマヌス・ハマダラカはヒトと密接に関連しており、ヒトの住居や、農業や土木などの作業過程でつくられた蚊にとって最適な環境に生息する」と記述している。また、ジョセフ・ルプリンスとＡ・Ｊ・オレンシュタインは１９１６年の著書『パナマにおける蚊対策（*Mosquito Control in Panama*）』のなかでマラリアについて、「大がかりで広範な開削作業によって乱れた土壌で急激に発生し、作業現場にマラリアに非免疫の労働者がやってくることで感染が拡大する」と指摘した。

　アメリカ大陸では、農業集落の形成と奴隷制の導入をきっかけに、マラリアがチェサピークからミシシッピ川流域、カリブ海、そして南米にかけて大流行した。マラリアがいつアメリカ大陸に上陸したか正確な時期は不明だが、おそらく初期のイギリス人入植者がイギリス南部からチェサピークに三日熱マラリアをもち込んだのではないかと考えられている。17世紀中頃にはアフリカからの奴隷とともに熱帯熱マラリアが入ってきた。その後、熱帯熱マラリアは新世界の熱帯地方全体で非免疫入植者と彼らに雇われた年季契約奉公人の間で大発生した。マラリアに対して免疫を有していたアフリカの奴隷は、入植者が新たな労働力としてヨーロッパから連れてきた白人の年季契約奉公人に取って代わった。奴隷貿易は不自由労働のみならず、熱帯アフリカのマラリア蔓延地域をもアメリカ大陸に引き連れてきたのである。

19世紀後半のコレラや、それより以前に流行したペスト同様、18世紀の熱帯地方の医師たちはマラリアがその土地に由来するものか、あるいは別の土地から伝播してきたものなのか疑問を抱いた。こうした疑問は、人種問題や奴隷制によってさらに複雑化した。死亡率に差異が見られていたことから、熱帯病はアフリカの奴隷に比べてヨーロッパ人のほうが致死性が高いのではないかという説が浮上し、事態はますます混乱した。ロバート・コリンズ博士は『砂糖植民地における黒人奴隷の管理に関する実践的規範（*Practical Rules for the Management of Negro Slaves in the Sugar Colonies*）』のなかでマラリアと黄熱病について触れ、「白人がマラリアや黄熱病で大量に死んでいるにもかかわらず、黒人は最悪の時期に最も不健康な環境に暮らしていても深刻な被害を免れている。それはなぜかという問題は、これまで誰も解決しようとしなかった」と書いている。一部の人々は、ヨーロッパ人も徐々に環境に適応していくのではないかと主張した。このテーマについて書かれたジェームズ・リンドの『熱帯気候におけるヨーロッパ人に起こりやすい疾病に関する小論（*An Essay on the Diseases Incidental to Europeans in Hot Climates*）』（１７８６年）では、

「ヨーロッパ人の体質は時間の経過とともに東西インドの気候になじんでいく。体が慣れていくと、おおむね現地人と同等に病気にかかりにくくなる」とされていた。もしこれが事実であるなら、居住経験とともに居住地の気候や感染症に適応し得る単一の普遍的な人類というものが存在していたということだろうか。人間の生理は気候によって決められるのか。こうした問いかけに対し、18世紀の多くの人々は肯定的にとらえていた。

19世紀に入ると、人種に対する考え方が変化し始めた。気候が健康状態を決定するとした考えや、体質が環境に適応していくという概念は支持されなくなった。人種は人々の間を区別する厚い壁となり、熱帯地方に体質が慣れていくとしたヨーロッパ人の楽観主義的な考えは、熱帯地方や「熱帯地方の人種」に関する一連の固定概念へと変化していった。こうして熱帯地方のマラリアは、医学における人種主義を形成していくのである。

17世紀に熱帯地方で最初に発生したマラリアは、人間の移住によるさまざまな影響を受けながら内陸へと移動していった。アメリカでは、農地開拓とマラリアが西のオハイオ州とミシシッピ川流域へと広がった。ブラジルでは、金鉱のために集められた労働者とともにマラリアが内陸地に拡大した。いわゆる鉱業の世紀といわれた１７００年代にアフリカから１００万人以上の奴隷が内陸地へと連れてこられ、やがて新しくやってきた労働者の食料を調達するために大規模な森林伐採が行われて広大な農地が開拓された。その結果つくられた自然条件は、熱帯熱マラリア原虫の最も効率的なベクター（媒介者）の一種であるダーリンギ・ハマダラカ（*Anopheles darlingi*）に最適な生息環境を提供した。さらに定住した金鉱労働者は熱帯熱マラリア原虫にとって絶好の宿主となった。やがてマラリアは爆発的に拡大していった。一方アメリカ南部では、20世紀に入ってもたびたびマラリアの流行が発生していたにもかかわらず、農業技術の進歩により住民の居住環境や栄養状態が改善され、感染源との接触が減少するとマラリアの被害も減少していった。これはイングランドなどと同様の経過である。しかし、熱帯地方ではマラリアは悪化し、地域において「日常化」していった。

　コレラ同様、マラリアはほぼ19世紀全体で「ミアズマ（腐敗した動植物から発せられる有毒な気体）」によって引き起こされる病気の典型とされた。当時「ミアズマ」は、雨や農地・都市開発による土壌撹乱《かくらん》などで悪化した土地でも発生すると考えられており、その名前もギリシャ語の「穢《けが》れ」という言葉に由来したものだった。こうした常識は、のちに登場した細菌学説によって変化していく。１８８０年にアルフォンス・ラヴェランがヒトの血液中に寄生するマラリア原虫を発見し、さらに病理学の技術の継続的な進歩により、マラリアが寄生虫によって引き起こされるものであることが実際に目視で確認できるようになって「ミアズマ」理論は否定された。次に研究されたのはベクターであった。19世紀終盤の

1898年、インドのロナルド・ロスとイタリアのジョヴァンニ・グラッシはマラリア原虫がハマダラカ属の蚊によって伝播されることを証明した。これによりマラリアは、コレラや結核、ペストと同じく、発生原因が多岐にわたる不鮮明な病気から、マラリアに感染した蚊に刺されることで起こるという、感染原因がはっきりと解明された病気へと移行した。その結果、マラリア対策においては蔓延を引き起こした社会や経済状況の改善ではなく、ベクターや寄生虫の制御が優先されることとなった。

ベクターの駆除は、十分な物資や人員などが確保でき、蚊をくまなく防除できた場所やマラリアの被害が小さい場所では成功した。19世紀の終わりから20世紀初頭にかけてのパナマ運河地帯では、現地のアメリカ政府の健康対策責任者であった軍医ウィリアム・ゴーガスが、マラリアや黄熱病に対してそれまでにない努力を注ぎ、蚊の繁殖習慣や生息地についての理解や防除対策に専念した。そうした活動ができたのは、アメリカという国のもつ豊富な資源の賜物であった。対策開始から2年のうちに黄熱病が根絶された。マラリアは再感染が可能であるため保菌宿主が多く、対策には時間を要した(これとは対照的に黄熱病は一度かかると生涯免疫が続く)。しかし、最終的にはマラリアも根絶に成功した。

ゴーガスのパナマでの取り組みは、熱帯地方の植民地化に向けた重要な一歩と称賛され、公衆衛生対策の成功事例となった。ゴーガスは1909年に『アメリカ医師会誌

（*Journal of American Medical Association*）』に掲載された論文『白人のための熱帯地方征服（The Conquest of the Tropics for the White Race）』のなかで、パナマでのマラリア対策事業について「白人人種が熱帯地方で繁栄できる可能性を証明するとともに、白人による熱帯地方への定住成功に向けた効果的な出発点となった最初の事例」と表現している。こうした考えは、19世紀のほぼ全般で浸透していた熱帯地方は白色人種の定住に適さないという思い込みをくつがえした。

マラリア制圧の可能性を導いた数々の発見は、寄生虫とそのベクターの理解に特化した熱帯医学という新しい学問の領域を生み出し、マラリアはその中心となった。熱帯医学の創始者パトリック・マンソンは、マラリアが「熱帯や亜熱帯地方で多くの患者や死者を出している」とし、それゆえにマラリアは「熱帯地方の病理学において〈中略〉はるかに重要な病気である」と表現している。新たな学問の誕生により、その領域の研修課程や学会誌、研究目標が生まれた。１８９７年に開校した「リバプール熱帯医学校」を皮切りに、熱帯医学に関する医学校も欧米中に創設された。マラリア対策の真の大発見によって勢いづいた楽観主義と傲慢が、最新の医学でマラリアを克服できるのではないかという意識の高まりと相まって、熱帯医学の創設をうながしたのである。その後もマラリアは多くの地域で不均等な開発の結果として流行が続き、状況は悪化の一途をたどった。早急なマラリアの制圧活動が求められていた。

　農業の改善によって蚊の生息地が減り、住民の生活の質が向上してマラリアへの暴露の頻度が減った地域では、マラリアの発生が減少していった。しかし世界の多くの国々では、今も農民の間でマラリア感染者を出し続けている。農民に依存した資本不足の農業により、人々は貧困から抜け出せず、マラリアが蔓延し続けているのだ。単一の作物に集中し、農村部の貧困層を雇用する大規模なプランテーション農業が、しばしばマラリアの蔓延の要因となる自然条件を生み出した。農地造成のための森林破壊は蚊に最適な繁殖地を提供する。大規模なプランテーションでは、多くの労働者が必要であり、必ずしも現地の労働者だけでまかなえるわけではなかったため、外部から労働者が集団で農村に移住した。大西洋の奴隷貿易により、新世界へと強制移住させられた労働者とともにマラリアが新世界の熱帯地方に上陸したように、19～20世紀のアフリカ、南米、アジアの一部で起こった労働移住は、マラリアの非流行地域から募集された労働者が帰郷してマラリアをもち帰ったことで、かつてマラリアを克服した地域に再びマラリアをもたらすこととなった。C・A・ベントレーとS・R・クリストファーズが書いた『ドゥアールスの黒水熱の原因（*The Causes of Blackwater Fever in the Duars*）』（１９０８年）では、１８６０年代初めのインドで起こったマラリアの蔓延は、大規模な灌漑《かんがい》事業に支えられた農業を「熱帯地方にもたらした」ことが原因であったとしている。土壌の排水が十分に行われなかった場所では、灌漑用水路がマラリアの繁殖に最適なよどんだ水たまりとなり、広大な茶農園には大量の移民労働者が押し寄せた。マラリアの流行には完璧なシナリオが整っていたのだ。

労働者の移動はさまざまな時代・場所でマラリアの流行を引き起こした。たとえば、めったにマラリアが発生していなかったブラジルの半乾燥地域セルトン地方の農民は、干ばつや刈分小作制度による貧困に耐えかね、職を得るために移住した先の沿岸部やアマゾンでマラリアに感染し、その後、故郷にマラリアをもち込んだことから、セルトン地方で感染爆発が起こった。１９３６年に発生した干ばつが長期間続き、多くの人々が仕事を探すために故郷をあとにした。沿岸部では、西アフリカからの船舶によって偶然もち込まれたガンビエ・ハマダラカにより、悪性のマラリアが蔓延していた。沿岸部でのマラリア流行を生き延びた人々が、同じくマラリアに感染したアマゾンからの移民と一緒にセルトンに戻り、マラリアの大流行を引き起こした。その死者数は計り知れず、公式には５０００人とされているが、実際にはもっと多くの死者を出した可能性が高い。ある新聞は「この土地の荒廃した様を表現するのに人間の言語では到底足りない。大衆は生存者も土地を放棄してしまうため、北東部から人が消滅してしまうのではないかと考えている」と報じた。

ガンビエ・ハマダラカの上陸に加え、マラリアに感受性をもつ人々が社会・経済的事情により移住を余儀なくされたことがマラリアの流行をもたらした。同様に、１９２０～１９３０年代でも、南アフリカでマラリアのない高地草原から黒人が白人によりマラリア流行地である低地草原に強制移住させられたことによって、新しいマラリアの流行地域が出現した。そして黒人の移住者たちが、再び白人によってつくられた高地のプランテーションに戻されたとき、一緒にマラリアも移動した。このような事象が熱帯地方で広がり、止まる兆しがないなか、解決策が必要となった。

マラリア対策の戦略においては、ベクターである蚊の防除とマラリア原虫の感染への対処のどちらを優先するかで意見が分かれた。ゴーガスのパナマとキューバでのマラリア対策ではベクター防除を推し進めて成功を収めていたが、予防薬キニーネの発見により寄生虫の制御も可能となっていた。この二つの方向性にはそれぞれ長所と短所があった。まず、キニーネの予防薬としての限界は、部分的にその治療上の効果によって補われていた。キニーネは症状の治療には効果があったが、供給が不安定で価格も非常に高く、大規模な流通は困難であった。加えて苦味も強く、さらに伝播の食い止めには効果がなかった。つまり、キニーネはマラリアの症状の治療には効果があるものの、感染予防や二次感染の阻止ができるものではなかった。対してベクター対策は効果があったが、費用が高額であるうえ、その事業計画は複雑であった。実施にはさまざまな資源が必要であり、多くの地域ではそれらを調達できなかった。ベクター対策も寄生虫対策もマラリア蔓延の根本的な原因の解決にはつながらなかったのである。

それでも数カ所で見事に成功を収めたベクター対策は、その後広く実施されることとなった。ベクター対策では、ゴーガスの防除作戦が先駆的事例とされていたが、ハマダラカ属の特定の種を標的にする対種防除をはじめ、成功事例はほかにもあった。マラヤのマルコム・ワトソンが考案し、第一次世界大戦直前の数年間にインドネシアのN・R・スウェレングレベルが発展させた対種防除は非常に効果的であった。1920〜1930年代のイタリアでは、ムッソリーニのファシスト政権がポンティーネ湿原を排水し、農地造成のための開墾や地盤の沈下を行ったことによりマラリアの影響が弱まった。パレスチナでも、イタリアほどではないものの農業改善事業とベクター対策が展開され、マラリア制圧に成功した。アメリカにおける大恐慌時代には、テネシー川流域開発公社がマラリアの撲滅を含む農村部の改善プログラムを推進した。ダムによりつくられた貯水池の水位を下げてハマダラカ（*Anopheles quadrimaculatus*）の卵を乾燥させ、ドアや窓に網戸を設置（19世紀に登場して以降、蚊よけとして広く普及）したほか、繁殖地での殺幼虫剤の散布や、蚊に代替宿主を与えるため海岸線に沿った牛の放牧区域の策定などを行い、アメリカ南部におけるマラリアの流行を徐々に縮小させていった。

第二次世界大戦の前後数年間のうちに、ベクター対策はマラリア対応措置において最重要活動となった。マラリアの伝播に関わっている種とそうでない種に関するより多くの知識を中心に、ハマダラカ属の蚊の生態研究において大きな前進があったことに加え、ブラジルでは疫学者フレッド・ソーパーとロックフェラー財団がガンビエ・ハマダラカの撲滅に成功した。さらに、戦争中開発された殺虫剤ＤＤＴや国際的な制圧対策の普及を推し進めた戦後の一時的な結核に対する意識の高まりが組み合わさり、ベクター対策がマラリア対策を席巻《せっけん》した。マラリアは結核と天然痘とともに戦後新たに設立されたＷＨＯの国際保健目標に加わることとなった。

マラリア対策は、民主主義と資本主義の推進、そして共産主義の潮流を食い止めるという目的と関連していた。１９５６年、アメリカ合衆国国際開発局はマラリア対策によるインドネシア・ジャワ島都市部における過密状態の緩和や、ベトミン支配地域へのＤＤＴ散布を推進した。また、フィリピンの田園地帯におけるマラリア制圧を通じて、かつては土地をもたなかった小作民たちが新たに開墾された土地で農業従事者として発展することを支援し、彼らのフィリピン人民解放軍フク団のテロリスト入りを阻止すると表明した。マラリア対策は共産主義の制圧と民主主義の普及を意味していたのである。「マラリアは開発を妨げる」という考え方、すなわち近代化や経済的発展ではなくて、貧困や古い慣習から抜け出せない状態をもたらすという見方が一般化していった。マラリアの専門家ポール・ラッセルはこのことを簡潔に「（マラリアは）結果的に、地域の人々を、自由の実現を不可能にするような政治的イデオロギーの虜《とりこ》にしてしまう」と表現した。生物医学はアメリカの結核の専門家ウォルシュ・マクダーモットをはじめとする研究者にとって近代化を進める鍵であった。「国際開発や近代化を目指す生物医学の目標は、過度に伝統的な社会の疾患構造が近代化の大きな足かせとならないように改善していくことである」とマクダーモットは発言している。

マラリアの制圧に対する楽観主義の影響を強く受け、ＷＨＯはマラリアを撲滅することを決定した。マラリアは典型的な熱帯病であると同時に、傲慢と過剰な楽観主義にあふれた時代を象徴する病気となった。抗生物質やＤＤＴなどあまたの生物医学的進歩が見られ、あたかもある種の疾病の世界的な撲滅を考える時期が来ているかのように思われた。これが、感染症の専門家Ｔ・エイダン・コックバーンが１９６１年に米科学誌『サイエンス（*Science*）』で「将来それほど遠くない時期に、感染症というものからかなりの程度で解放されると期待できる」と評した当時の風潮であった。

マラリアは当然のことながら撲滅の候補となった。蚊の繁殖パターンやマラリアを媒介する種についての理解が深まり、ブラジルで成功した撲滅活動の影響力やベクター対策のための専門組織の設置に加え、戦後の開発途上国の発展に向けた強力な圧力が前例のないマラリア対策の展開へとつながった。もう一つ重要なことは、１９５５年に「マラリア撲滅計画」を正式に発表した当初、ＷＨＯは今日よりはるかに小さい組織であったということだ。専門家の数も現在に比べて少なく、彼らの多くは同じような考え方を有し、ほとんどがＷＨＯのマラリア専門家部会のメンバーであった。非常に小さい団体がＤＤＴの屋内残留性噴霧によるマラリアの撲滅計画を決定したのだ。主要な役回りを担ったのはＷＨＯとアメリカのような援助国政府で、ユニセフなどの組織も重要な脇役として支援にまわった。活動資金もほとんどはアメリカやユニセフなどの国連機関から拠出され、残りは活動が展開された国々の現地政府が補った。現地政府による活動資金の拠出はしばしば大きな犠牲をともない、その割にほとんど得るものがないということもあった。

　ＷＨＯがマラリア撲滅計画に乗り出した当初に確信していたことは、のちに見当違いであったことがわかった。14年間に及んだ撲滅計画でマラリアは理論が示していたよりはるかに手強い相手であることが判明したのである。計画の初期にはベネズエラなど一部の地域で成功したが、その後10年間、計画は難航した。世界のマラリア患者のほとんどが集中しているとされるアフリカにおいても、ＷＨＯのマラリア撲滅計画は一部の試験的プロジェクトを除いては撲滅にはほど遠いものだった。アフリカ諸国では、マラリアの影響度合いに対してインフラがついていかず、この大陸での撲滅は不可能であったため、撲滅に取り組もうとする国はなかった。一方インドでも、国が大きいことに加え、15万人以上という大人数の撲滅計画推進人員の扱いや、この国の多くの地域における基本的な医療体制の欠如、ＤＤＴに対するハマダラカの耐性の問題の顕在化により、撲滅は不可能であるという結論に至った。

ブラジルをはじめ他の国々では、撲滅推進派とすでに展開されていたマラリア対策プログラムが衝突した。しかし、ＷＨＯのアメリカ地域の事務局である汎米保健機構（Pan-American Health Organization）や、主要な援助国であるアメリカがマラリアの撲滅にこだわり続けた。事実上撲滅計画の受け入れを余儀なくされたブラジルとメキシコは、初期段階では計画が着実に進行していたものの、のちに大きな失敗を見ることとなった。そしてＷＨＯのマラリア撲滅計画が引き上げられると、（必然的に）蚊が戻り、他方で住民は獲得免疫を喪失した状態になっており、感染予防対策もとられていない状態であった。その後、耐性問題も浮上した。１９６９年には56種ものＤＤＴ耐性のハマダラカが確認されている。さらに不用意な治療薬の集団投与の結果、クロロキン耐性など薬剤耐性マラリアも出現した。

マラリア撲滅計画は成功した部分もあった。実際、計画が展開された国々の39パーセン

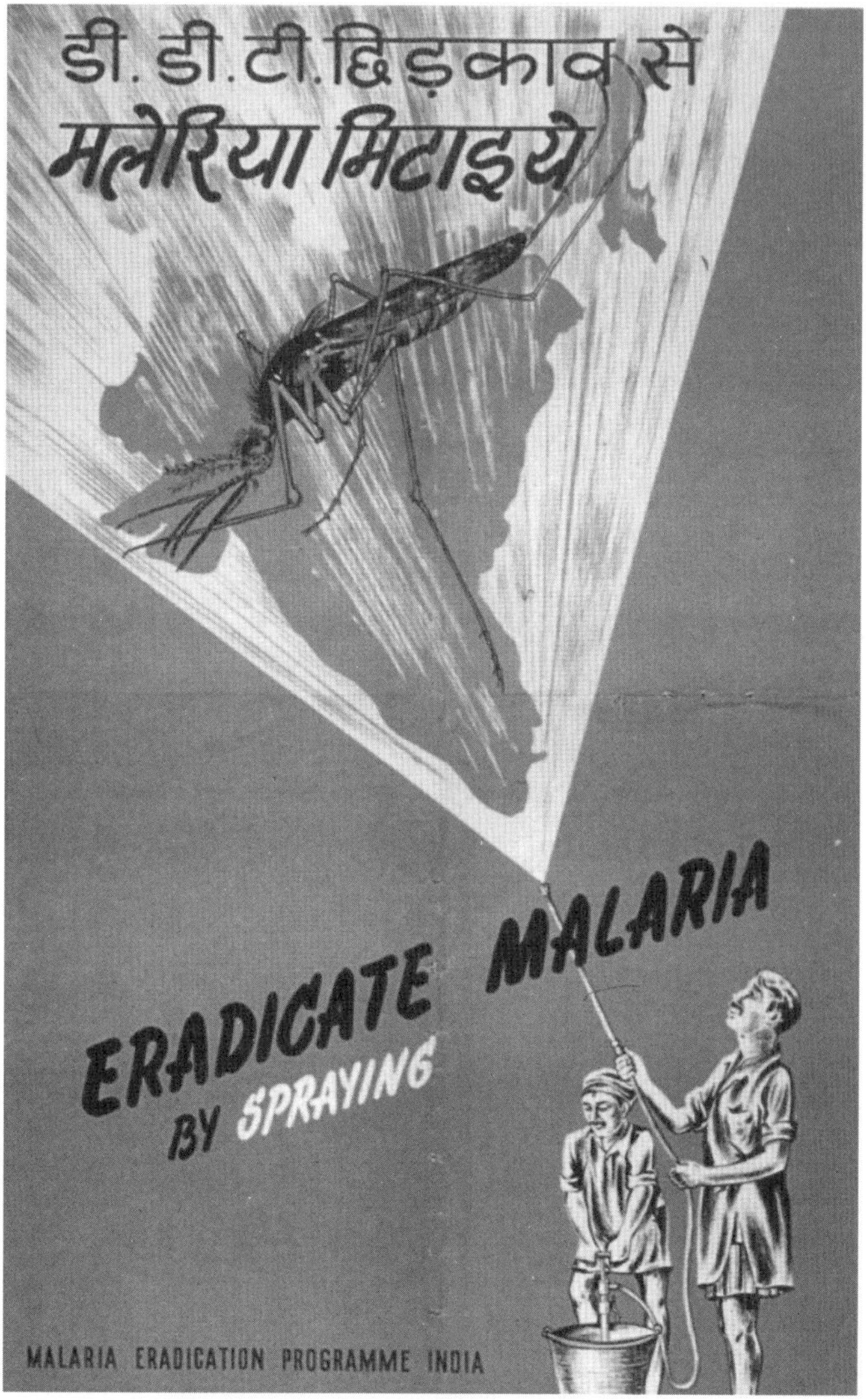

図4　1950年代には世界中でWHOマラリア撲滅計画の記念切手やポスター（上）、ラジオ広告などの広報活動が展開された。

トでマラリアは撲滅された。カリブ諸国の一部や東ヨーロッパからもマラリアは撲滅された。それにもかかわらず、撲滅計画が機能しないことが明らかになると、ＷＨＯは１９６９年に計画を終了した。マラリアの社会政治的文脈を無視したまま単一の技術的解決策に重点を置くという戦略、レイチェル・カーソンによる『沈黙の春（*Silent Spring*）』（１９６２年）の出版を受けて高まったＤＤＴの安全性に対する懸念、殺虫剤や抗マラリア薬に対する耐性問題、資金的な裏づけの欠如。これらのすべてがＷＨＯによるマラリア撲滅計画失敗の背景にあった。

　１９６０年代に入り、マラリアは驚異的に復活した。インドやブラジルなどマラリア対策が大きく進展した国々で再び感染が拡大したのだ。１９６０年代初頭のインドでの年間の感染者数は10万人未満であったが、１９６５年には１５０パーセント増加した。医療インフラが脆弱な州での実効性の小さい監視活動や事後点検に加え、使われたＤＤＴの劣悪な品質や耐性問題が流行の再発に拍車をかけた。マラリアの感染抑制に成功したことのないアフリカでは事態が悪化し、ザンビアとスワジランドで新規の農地開拓事業やＨＩＶ／エイズ、貧困の増加、そして徐々に失われていく農薬や抗マラリア薬の有効性などが原因となり、マラリアの患者が急増した。加えて人口移動の増加と脆弱な医療インフラが問題をさらに悪化させた。グローバルな経済発展の構造が、経済的不平等の拡大と巨額の負債を生み出し、マラリア（およびその他の感染症）と戦うための資源を圧縮することとなった。

マラリアの再燃は、１９９８年に発足した世界銀行主導の「ロールバック・マラリア」という別の国際的なマラリア対策活動へと発展していった。この取り組みに「世界エイズ・結核・マラリア対策基金（グローバルファンド）」が加わり、マラリアが注目されて対策活動資金の拡大につながった。それでもなお、マラリアは急増し続けている。ロールバック・マラリアは、撲滅を謳《うた》っていないし、しかもアフリカを対象に入れているが、いくつかの重要な点においてＷＨＯの「マラリア撲滅計画」の不備を踏襲している。一つには、何がマラリアの再燃を助長しているかという原因については考慮されていないという点が挙げられる。そもそも活動が医療体制の脆弱な地域で展開されるとともに、ほかの開発事業との調整もできていなかった。さらに現地の状況も踏まえていなかった。ロールバック・マラリアの主たる技術である殺虫剤処理蚊帳は多くの国々で高い効果を上げていた。この蚊帳はアフリカでも２０００年以降にマラリア罹患率を半減させたとしてＷＨＯが評価していたが、実際はナイジェリアやモザンビークなどで漁網として大量に転用されていた。食べていくために必要な漁業と、もともとの目的であるマラリアの感染抑制という二つの使い道の間で選択を迫られ、何百万人という人々が食べることを選択した結果であった。蚊帳によって増えた漁獲量は魚の供給にも悪影響を及ぼしている。マラリアを食い止めるために開発された技術は飢餓を防ぐという目的に使用されているが、その過程で生じた乱獲は、住民の貴重な食料源である水産資源を危険にさらすこととなっているのである。

マラリア対策プログラムのどれもが、マラリアを引き起こしている条件には焦点を当てていない。「ゲイツ財団」はその資金の多くをワクチン開発に充て、撲滅に再び関心を集めている。ＷＨＯも２０１５年５月に開催された世界保健会議で、マラリアの撲滅に取り組むことを再び表明した。しかし、どれほど世界がマラリアの撲滅を望んでいても、一つの病気にのみ一面的に取り組むことは深刻な悪影響をもたらす恐れがある。たとえば、ザンビアをはじめとするマラリア流行国では、数々の対策の末、マラリアの感染者数が減少しているものの、最近ではマラリア対策によりほかの健康問題への対応が影響を受けていることが問題視されている。マラリアのような一つの疾患に焦点を当てることは、一般的で総合的な健康問題を改善するプログラムのリソースを奪ってしまうことになるのだ。

マラリア対策における最大の脅威の一つは耐性である。抗マラリア薬や殺虫剤の耐性についてはそれが登場した当時から懸念があったが、問題が軽視されたり、見過ごされたりしてきたために、より大きな問題に発展した。現在、これまで長年にわたって最も効果的な抗マラリア薬とされてきたアルテミシニンの有効性が徐々に低下しつつある。21世紀が幕を開けてほどなく、アルテミシニン耐性マラリア原虫がカンボジアで確認され、２０１５

年初頭には薬剤耐性熱帯熱マラリアが人や蚊の移動によりインドとミャンマーの国境まで１５００マイル（約２４００キロメートル）におよび広がった。仮にアルテミシニン耐性マラリアがアフリカに広がれば、壊滅的な結果を引き起こすことになるだろう。

蚊帳や治療薬など、マラリア問題の技術的解決策の発見は19世紀末からマラリア対策関係者の夢であった。それはマラリア対策という福音の核をなす信条であり、明らかに魅力的なものだった。そして20世紀中盤には、マラリアの蔓延をつくり出している社会的条件の解消や緩和に目が向けられることなく、技術によりベクターを撲滅するという一見簡単そうな目的の達成に向けて舞台が整えられたのである。

4

コレラ

コレラは、感染した排泄物で汚染された水を摂取することによって起こる恐ろしい病気である。その衝撃的な症状は、皮膚が青白くやつれ、顔は幽霊のように灰色になり、身体のすべての水分が急速に排泄されて重症化すれば死に至るというもので、コレラ菌に感染すると症状がすぐに現れる。コレラは何世紀もの間、原因も治療法も不明であった。その後１９６０年代に、塩、砂糖、水を混ぜた液体を患者に飲ませることで、コレラ（およびほとんどの下痢）で失われた水分を補給する経口補水療法がバングラデシュの医学研究者や臨床医により確立された。以来、経口補水療法は何百万人もの命を救ってきた。

　コレラは少なくとも18世紀からインドに存在していたが、１８１７年の流行は規模も被害も大きかったため、かねてよりこれが歴史上初のコレラと考えられてきた。この流行ののち、七つのコレラのパンデミックが世界中で発生している。最初の六つは「古典型」（*Vibrio cholerae* O1）と呼ばれるものであった。それぞれが徐々に縮小していき、最終的に南アジアに退却した。そして１９２３年から１９６１年の38年間、パンデミックとしてのコレラは姿を消した。その後、原因はいまだ解明されていないが、菌種が発見されたエジプトの地名に由来する「エルトール型」のバイオタイプが古典型に取って代わって出現し、７回目のパンデミックが始まった。

　コレラは結核とは異なり、日常的な病気ではなかった。人々にとってコレラは、当時ますます嫌悪され恐れられていた異国の地である東洋から突然不可解にやってきた病気であり、その原因と治療法は不明であった。そして、コレラが都市の貧しい人々やインドなどからの移民の間で広まるようになると、まるで汚いものや後進性の象徴のように扱われた。コレラは人々の不安をかきたて、医学界の根深い分裂を明らかにし、パリ、ロンドン、ナポリ、ハンブルクなどで社会的・経済的な不平等を白日の下にさらした。

七つのコレラ・パンデミックには「恐怖」「病因と治療法についての議論」「症状や影響に対する恐れ」といったいくつかの共通点があったものの、すべてそれぞれに異なるものであった。イングランドにおいては、１８３１〜１８３２年のパンデミックはその後の１８４８〜１８４９年のパンデミックよりもはるかに被害が小さかった。後者の場合、前者の約2倍の死者が出たのだが、パニックの度合いは、はるかに軽いものであった。７回目のパンデミックは現在まだ発生中である。ヨーロッパでは１９１１年を境にコレラによる死者は出ておらず、コレラは消滅しているが、２０１０年にはそれまで1世紀以上発生していなかったハイチで再びコレラが発生した。１８６５〜１８７１年に起こった4回目のコレラ・パンデミック以来、コレラによる大きな被害が出ていなかったアフリカでは、今日世界のどの地域にも増してコレラの被害が深刻化している。

特定の場所にのみ発生するコレラは、「清潔で近代的」な場所と「不潔で前近代的」な場

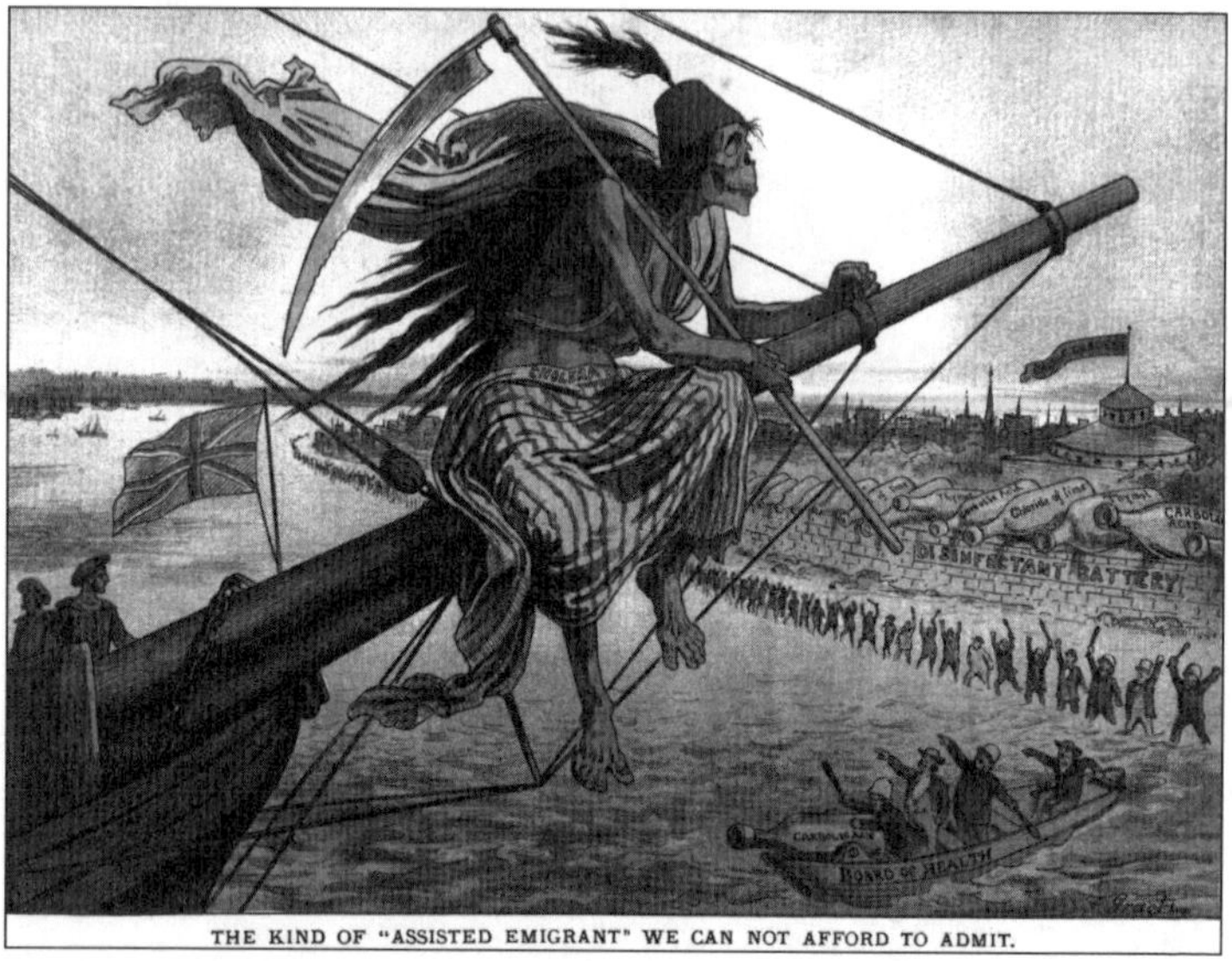

図5　アメリカの海岸にコレラをもち込む移民船を描いた漫画（1883年）。コレラ・パンデミックの最中、外国人に対する恐怖が最高潮に達した。

所との間にある本質的な相違という問題をあらわにした。１８３３年に書かれたあるフランスの書物では、コレラがインドからの野蛮な侵略者だと考えていた著者が、「ガンジス川のほとりの人々が自由な政府の下で暮らせるという幸運に恵まれていたなら、彼らの川が地球のほかの地域を汚染するために吐き出している悪疫を制御できたと思われる。自由の力が不潔な怪物をその根元から退治するだろう」と書いている。

　コレラは、世界が一層小さくなり、よりつながりを増すとともに、世界の国境が病気によって簡単に破られるということを示した。このことについて、１８５１年の国際衛生会議のフランス代表は次のように指摘している。

　今日、民族間の交流の頻度は増し、その速度も高まっている。蒸気船や鉄道の運行に加え、人々が互いに行き交い、混ざり合い、合流するというよい動きが起こり、異なる人々が一つの大きな家族になっていくような傾向にある。そうしたなかで、コレラがここまで広範囲に拡大し、国境封鎖や検疫が現状無力で無益であるのみならず、大抵の場合において実行不可能であることを認めざるを得ないであろう。

コレラはどこから来たのであろうか。１８３０年代初期に最も一般的だった答えはインド、特にベンガル、そして広義にはアジアという意見であった。近年のコレラの自然史に関する研究は、その起源をますます不確かなものにしている。その多様に変化する性質やほかの多くの胃腸疾患との臨床的類似性、ゲノムの不安定性、そして世界中の海洋環境でも増殖できる繁殖力は、19世紀に確信をもって同定されたアジアコレラという病気が実はアジアだけ特異的に起こったものではないかもしれない、ということを示唆している。これは、１８１７年以前のヨーロッパにおけるコレラに似た病気の流行が実際にはコレラであったという、19世紀にコレラのインド起源説に執着してきた人々が無視してきた理論が正しかった可能性が出てきたということである。

インドがコレラと関連づけられるようになったことで、インドは永遠に汚名を着せられることとなってしまった。原因は不明であるが、コレラは当時インドで発現して数十年は経っていたにしても、おそらく新しい菌種の出現によって、１８１７年に病原性が著しく高まったため、その後１８１９年に東インド会社の医師二人が「この時代にインドを襲った最も恐ろしい致命的な病気」と呼ぶに至った。正確な数値はないが、１８１７～１８３１年の間に何百万人ものインド人がコレラで命を落としたと推定され、そのほとんどは貧しく栄養状態の悪い農村部の住人であった。コレラはインド亜大陸全体に広がったが、ベンガルが最も大きな打撃を受けた。

コレラは、格差や世界の各地が結びついたことの象徴であるということにとどまらず、現実の存在であった。１８３１年にコレラがヨーロッパに突然現れ、人々を甚大な恐怖に陥れた。コレラは人々に新たなペストの予兆を思い起こさせた。ペストの流行のときと同様に逃亡する者もいたが、故郷にとどまる者もいた。一方でコレラへの恐怖は、時には実際より誇張されることもあった。１８３１年、コレラがロシアに到来すると、不安になったイギリス人たちが母国への波及を恐れた。新聞やチラシ、噂を通じて病気への恐怖が拡散し始めた。しかし、イギリスの『内科外科学会誌（*Medico-Chirurgical Review*）』の編集者ジェームズ・ジョンソン医師は、『タイムズ（*The Times*）』紙に書簡で、〈コレラ恐怖病〉という恐ろしい病気がイギリス諸島の至るところで、暴れまわっていることは明らかである。コレラに対する不安感は実際の病気よりも人々を死ぬほどの恐怖に貶めることになる」と警告した。

　ロシアでのコレラの壊滅的な被害がイギリスへと広がっていくことを目の当たりにした『クォータリー・レビュー（*Quarterly Review*）』の記者はパニックに陥り、次のような警告文を書いた。

> 私たちはこの時代に、14年という短い時間で地球上のかなりの部分を荒廃させ、少なくとも5千万人もの死者を出した新たな疫病の誕生を目撃した。それはさまざまな気候のすべてを知り尽くし、自然の障壁を一つ残らず越え、すべての民族を征服した。中東のシムーン（砂嵐）のように生き物を吹き飛ばして過ぎ去っていくようなものではない。コレラは天然痘やペストのように、征服した土地に根づくのである。

イギリスでは、1832年に数カ所で暴動が発生した。新聞により複数の墓泥棒が取り沙汰され、死体の獲得を目的とした殺人という噂が広がった直後、暴徒たちは医学部の医師たちが解剖学の授業のために遺体を調達する目的で貧しい者に毒を飲ませているとして医師たちに怒りを向けた。フランスでは、金持ちがコレラで貧乏人を排除しようと計画を企てていると危惧する人々が出てきた。コレラは西洋の生物学的・文化的優位性に疑問を投げかけた。自分たちより原始的で後進的な東洋から出現した病気が、なぜ近代的で進歩的な西洋を壊滅させる力をもっているのか。コレラは、急速に工業化するヨーロッパで拡大する大都市でのひどい生活環境を露呈した。ヨーロッパを近代へと導いたものは、コレラをも引き起こしたということなのであろうか。

それが見当違いであろうとなかろうと、問題なのはその恐怖である。コレラが１９１１年にナポリに上陸した際、イタリア国家はその潜在的な影響を恐れた。貿易や観光は機会が減らされるか、または禁止され、移民に対する規制もかけられた。「イタリアは近代的な衛生世界の一部ではない」と噂されるのを避けるため、イタリア政府はコレラの流行を諸外国に対して隠した。

ほぼ19世紀全体で議論されていた、コレラを含む感染症全般に関する謎の解明は、特に重要な出来事であった。コレラはすべての人々が平等に罹患したわけではなく、罹患する者としない者の違いが何であるのかが問題となった。１８３０年代には天然痘とペストが接触により伝染するものと知られていたが、コレラも同じように「接触伝染」するのか、やはり「ミアズマ」の仕業なのか、それとも「接触伝染」と「ミアズマ」の折衷的な原因によるものかなど、さまざまな疑問が浮上した。接触伝染説を唱えた者の多くは検疫をはじめとする措置の実施を支持したが、「ミアズマ」説の信望者は「病気を伝染させたのは人ではなく、土壌中の腐敗した野菜や動物の死骸、それらから出る汚染された空気による悪臭がその地域に放出されるため」と考え、検疫は効果がないとした。両者の理論の間に厳密な線引きはできなかった。さらに、事実と事実でないものとを選別する方法論的根拠がほとんどなく、多くが自分の提唱する理論に合うことはなんでも信じるという状況のなかで、理にかなった説を導き出すのは困難であった。医学誌『ランセット（*The Lancet*）』はこうした状況について「帰納的科学としての医学の進歩は、確かな事実が限られているために、仮説的な理論の構築、すなわち根拠のない想像に基づく原理による仮定や、初めに結論ありきといった推論に頼ることによって、後退してしまった」と評した。

　コレラの感染経路に関してその後何十年も議論が続いた一方で、短期的な対処法が必要となった。この点で、多くの場合、接触伝染説に基づく対応がなされたようであったが、イギリスやフランスのような自由主義国家からロシア、オーストリア＝ハンガリー帝国、プロイセン王国などの独裁的な国々に至るまで、その初期対応はペストの歴史的経験に基づき、検疫と移動制限を課すというものであった。国家はコレラを締め出そうとしてコードン・サニテール（*cordon sanitaire*＝防疫線）を復活させた。感染者や感染の疑いがある者を注意深く監視し、できる限り彼らを隔離した。感染地域は閉鎖され、物資や人々が厳重に殺菌・浄化、または燻蒸《くんじょう》消毒された。１８３０年の秋、コレラがモスクワに接近すると、ロシアは道路や橋を破壊し、都市部と郊外をつなぐ道路を封鎖するという強力な防衛策を繰り広げた。軍は移動制限を行い、服従しない者は処刑された。６万人の部隊が２００マイル（約３２２キロメートル）にわたる東部の国境線を警備した。こうした厳しい措置は、人々に無関心・恐怖・怒り・抵抗が混じり合った反応で受け止められた。強制入院はモスクワやサンクトペテルブルクで民衆の暴動を勃発させた。また、ヴィテグラの街では、怒り狂った暴徒が病院を破壊し、意志に反して隔離されていた患者を病院から解放した。

　独裁的国家の政府は、接触伝染主義のアプローチのみをとったわけではなかった。彼らは地域の状況を考慮し、貧困層を対象とした初歩的な衛生対策（主に衛生に関するお題目を並べた警告）を行った。コレラが局地的な原因により引き起こされる可能性や貧しい人々の間でより拡大するという実態は、この病気が単に接触伝染による病ではないことを示唆した。コレラの感染経路に関する二つの説の間での混迷や日常生活に課せられた厳しい制限に対する大衆の不満、そして商人階級による検疫への激しい抵抗と貿易への影響が、状況の変化をうながした。国家、医師、公衆衛生当局、市民がコレラの経験値を得ると、貿易や渡航に対する初期の制限を徹底し続けることがますます困難になっていった。さらに、そうした防疫措置の有効性がきわめて低いという証拠が集まってくるにつれて、政府は措置を緩和していった。

そのほかにも、コレラが貿易ルートに沿って西へと移動し出すと、ロシアなどすでに流行国となった場所では検疫の効果がなかったとして、他のヨーロッパの国々もこれにならい始めるようになった。したがって、１８３０年代半ばにヨーロッパで起こったコレラ・パンデミックの第一波が終息した頃には接触伝染説が衰退していた。１８３０年代に人々を巻き込んだコレラの恐怖は、それ以降ないほどの強大なものであった。１８４０年代と１８５０年代に再びコレラ・パンデミックがヨーロッパを襲ったときの国家の反応は異なっていた。ドイツのリューベックやハンブルクなどの都市ではあえて何もしないという政策をとった。当局は病気よりも貿易制限と大衆の不安の影響を懸念したのである。

しかし、第1回目のパンデミックの初期の被害が収まり、感染が縮小していくと、医師たちは状況を振り返り始めた。ペストの歴史的経験に頼るだけでは不十分であることがわかってきたのである。コレラの発症原因の新たな説明や対処方法が求められた。コレラはきわめて接触伝染性が強く、人を介して感染が広がるという考え方は排除された。地域の環境が原因であるという説も、同じ地域にいても感染を免れる者がいたため、完全に満足のいく説明ではなかった。コレラは怠け者や罪人に対する神の罰だという者や、感染者の不道徳によってもたらされたと考える者もいた。そんななか、多くの研究者が貧困とコレラとの関係性に気づき始めた。なぜいくつかの特定の場所や人々の間でコレラが蔓延したかという理由の解明につながる可能性が見えてきた。

　貧困と流行病との相関関係はコレラの時代に始まったものではなかった。貧困と疫病は長い間結びついていた。しかし、１８２０年代と１８３０年代には、一部でこの関係性をより細かく調査しようという動きがあった。１８２０年代にフランスの疫学者ルネ・ルイ・ヴィレルメは、「パリの最貧地区に住む住民の劣悪な健康状態は環境要因ではなく、経済的地位によるもの」とした説を人口動態調査により立証した。ヴィレルメと同じ疫学者でイギリス人のウィリアム・ファーは、イングランドの都市部でも同様の関連性があることを明らかにした。コレラは、西洋の大部分に広がった急速な工業化と都市化によってもたらされた貧困の結果として現れた。この考え方は、接触伝染説と「ミアズマ」説にも無理なくつじつまが合った。貧困者は、コレラのような感染症の蔓延に好都合な「ミアズマ」が放出されやすい環境に住んでいた可能性がある。コレラの環境要因による発症説が優勢となっていった。

この考え方が公的な対応をもたらすという点で最も先に進んだのはイギリスであった。特定の場所とコレラ（そして一般的な健康問題）との関連性は、１８３０年代にイギリスの救貧法を管轄する官僚であったエドウィン・チャドウィックによって重視された。貧困と病気の関係に関心をもち、哲学者ジェレミー・ベンサムの功利主義の影響を強く受けていた。チャドウィックは、１８４２年に医師数名と連携して『イギリスの労働人口の衛生状態に関する報告書（*Report on the Sanitary Condition of the Labouring Population of Great Britain*）』を出版した。

病気・貧困と特定の地域における衛生状態との相関関係を示す地図や図表、統計を掲載したチャドウィックの報告書は、公衆衛生法の成立と中央衛生局（General Board of Health）の創設とともに、１８４８年に頂点に達した英国衛生改革運動のバイブルとなった。ヴィレルメは、不平等な経済システムが富裕層と貧困層の間に明らかな違いを生み出したと考え、一方、徹底的な「ミアズマ」説の信奉者であったチャドウィックは、不潔な場所と清潔な場所の差異しか見えていなかった。大規模な社会的・経済的な再編の必要性はなく、ただ街を清潔にすれば病気は防げるという考えであった。

チャドウィックと彼の同僚は、水道やいつでも腐敗物を洗い流すことのできる下水の整備を提唱した。イギリスにおける水道と下水道の整備は運用開始までに半世紀の時間を要したが、パリの下水道システムと並び19世紀の偉大な公共土木事業の功績の一つであろう。清潔な水は都市の健康状態の改善に確かに寄与したが、水道の整備は必ずしも貧困者の健康に対する懸念がきっかけとなって行われたものではなかった。水道整備を要望していたのはむしろ消費者や産業界であった。

その実態を目にした者には、都市化や不衛生な生活環境とコレラの関係は明らかであった。チャドウィックのような人々は、清潔な水が「ミアズマ」や有害な生活環境を引き起こした日常生活の汚れを洗い流すと信じていたが、彼らは水そのものに問題があるかもしれないとは考えていなかった。しかし1854年、当時ロンドンでコレラの疫学の先駆的研究に携わっていたジョン・スノウがこれに気づいた。スノウは1848年のコレラの流行時に水の問題について考え始め、1849年に『コレラの感染機序について（*On the Mode of Communication of Cholera*）』を発表した。

スノウはコレラ感染者の排泄物が給水にしみ込んでいるのではないかという疑いをもった。コレラが肺ではなく消化器官の内部に起こる疾患であったことから、天然痘とは異なり、空気を通じて人から人へ直接伝染する病気ではないだろうと考えていた。だが、スノウのコレラの水媒介性に関する理論は単なる仮説にすぎず、彼はその後これを実証する試験を行うこととなった。

１８５４年のコレラの流行時、スノウはのちに疫学の伝説的な偉業と称されることとなる研究において、感染者の居住地をマッピングし、感染者がどこで給水していたかを調べた。その関連性は明白であった。ソーホーのコレラ患者はすべて同じブロードストリートの給水ポンプから給水した水を飲んでいたことが、スノウの研究で判明した。スノウが教区委員会に働きかけてポンプのハンドルを取り外させると、コレラ患者は急激に減少した。問題ははっきりした。何かが水のなかに混じっていたのだ。しかし、その時点では誰もまだそれが何であるかを知らなかった。

１８６０年代にコレラが接触伝染する病気であるとする方向に意見が傾き始めても、「ミアズマ」説が最もふさわしい説明であるという人々がまだいた。インドでは、コレラが亜大陸に蔓延しているのはコレラが「土壌中に存在」するか、または「空気によって移動する」ためであり、「コレラに対して個別に感受性が高い脆弱な集団が特に打撃を受けている」ためだとする者もいた。インドの公衆衛生監督官は、コレラの伝染を防ぐための船の検疫や防疫線の設置が、「モンスーンを止めるために衛兵の列を配備することと同じくらい論理的・効果的ではない」と考えていた。しかし、こうした意見は当時の医学的見解の方向性と対立するものであった。

「ミアズマ」説は、１８８３年の5回目のコレラ・パンデミックの間に展開されたロベルト・コッホの細菌学的研究により、静かに終わりを告げることとなる。炭疽菌と結核菌を単離したコッホは、その後コレラの研究に着手した。そして汚染された水のなかにコンマ型のコレラ菌を発見し、それがコレラの原因であることを突き止めると、「ミアズマ」説の終焉が見え始めた。

コッホとスノウの研究はあらゆる人からの承認を得ることはできなかった。「ミアズマ」説は衰退しつつもまだ影響力をもっていた。ドイツの衛生学者マックス・フォン・ペッテンコーファーは清潔な水の供給を訴え続けていたが、それは彼がコレラの水媒介性を考慮していたためではなく、一般的に清潔さが健康に不可欠だという理由からであった。彼は、土壌が腐敗して汚染された地下水からコレラが発生したと考えていた。しばらくの間、ペッテンコーファーの見解はドイツの衛生政策に大きく作用し、たとえばハンブルク市内の最貧民層に清潔な飲料水を提供するという意思決定の際にも影響を与えた（結局、飲料水は提供されなかったが）。

１８９２年にコレラがハンブルクで流行したが、清潔な飲料水を供給していた隣接するアルトナの街では流行しなかったことを受け、当時のほとんどの医学研究者やコレラ研究の関係者をはじめとするコレラの水媒介性支持者の見解が正しいことが証明された。しかし、ペッテンコーファーはかたくなにこれを拒んだ。彼は自分の理論を証明するために自らコレラ菌を含む水を飲み、下痢を発症したが、本人曰く、本格的なコレラは発症しなかったとしている。ペッテンコーファーの意見は、X因子（コレラ菌）のみでは、局地的に特有の衛生問題および気候状態（Y因子）が存在しない場合においては局地的に生じる感染（Z因子）を引き起こすには不十分であるというものであった。しかし、彼が実験を開始した頃には、彼が唱えたような説は急速にその影響力を失っていた。

接触伝染説は、海運や陸運の技術が発達し、「文明的な」西洋と「非文明的な」東洋とが頻繁に交流するようになるにつれて定着していった。コレラ蔓延に対する懸念は、新検疫主義、医師検査、渡航制限の時代および医療の国際主義の権威向上へと発展した。１８５０年代に始まった国際衛生会議は、その後、各国が集まり世界的な渡航や貿易の機会増加について議論する場として定期的に招集された。国際衛生会議は１８６５年のパンデミックの後に発生したイスラム教徒のメッカ巡礼中のコレラ流行を受け、ますますコレラに対する懸念を深めた。

以前のパンデミックでは、コレラがインドからヨーロッパに到達するまでに6年以上かかっていた。１８６５年には、地中海と紅海を結ぶ鉄道と蒸気船のルートができたことで、インドからヨーロッパへ達するのに、わずか2年しかかからなかった。１８７０年代になると、国際衛生会議の目的が中東やインドからの渡航制限を議論するための会議へと変わっていった。イタリアの代表団は１８７２年に「インドの呪われた旅行者の渡航を制限しなければならないということは誰もが理解していることだ。少なくとも出港地の手前で止めなければならない」と発言している。標的にされたのはインドだけにとどまらず、アジア全体が西洋にとっての脅威と受け止められた。インドの新聞『ザ・タイムズ・オブ・インディア（*The Times of India*）』は１８９２年、当時の様子を「ヨーロッパ人にとってコレラの本当の危険は、イスラム教の国際的な巡礼地メッカ、メディナ、カルバラー、ダマスカス、エルサレム、およびペルシャのさまざまな場所、巡礼者の行列が集まる大規模な場所に潜んでいる。著名な巡礼地における東洋的な不潔さや衛生警察の深刻な欠如がコレラの感染を助長し、窮乏した巡礼者の体を食い物にする」と報じた。マーク・ハリソンが「東洋に対する軛《くびき》」と呼んだアジアに対する各種の規制は、イタリアやイギリスなどの国々が、国際市場における競争の激化により人や物の自由な交流を求める動きを受けて貿易や渡航制限を躊躇し始めるとともに緩和されていった。しかしながら、同時に、東洋、特にインドとコレラの関連づけが消えることはなかった。

20世紀初頭には、コレラは西ヨーロッパとアメリカでおおむね過去のものになりつつあった。イタリアが１９１１年にコレラの流行を再び経験したが、その証拠を断固として隠したことは、ヨーロッパの急速な近代化においてコレラがいかに希少となり招かれざるものとなったかを明らかにした。１９２０年代になると、コレラは発展途上国で頑固にとどまり、先進国では関心が失せていった。

７回目のパンデミックはアフリカで最も被害が深刻となり、全症例の90パーセントを占めた。このアフリカでの経験は、マイロン・エチェンバーグが指摘しているとおり、コレラについて多くの情報が解明され、安価で効果的な治療法も確立されている現代に、なぜ状況が悪化するばかりでさらに多くの命を奪っているのかという疑問を投げかける。コレラは、結核やマラリアと同じ理由でいまだにアフリカ大陸の大部分を悩ませている。１９７０年代から続く保健インフラの欠如、ますます脆弱化する経済、格差の拡大、衛生状態の悪さが、コレラの蔓延が止まらない原因なのである。加えて紛争関連の人口移動もコレラの感染拡大を助長してきた。

一般的に７回目のパンデミックは、前の６回とはまったく異なるとされている。旧ソ連やラテンアメリカをはじめ、これまで蔓延が報告されていなかった地域や長い間流行がなかった地域で発生し、非常に速い速度で移動するうえ、40年以上という、以前のパンデミックと比べても長い期間続いており、終息する気配もない。さらに古典型よりも毒性の弱いエルトール型であるため、今までのパンデミックでのコレラより簡単に伝播する。

コレラは、ほかのどの感染症にも増して社会的不平等によってつくり出され、それを象徴する病である。清潔な水を安定的に供給できるところでは、単純にコレラは存在しないからだ。社会的不平等と同時に、気候変動も事態を悪化させる。気候変動により海面温度がコレラ菌の繁殖する温度まで上昇すると、その影響を強く受けて抵抗もできない国や地域において、コレラがますます蔓延することが危惧される。

5

結核

結核とは、結核菌によって引き起こされる感染症で、最も古くから存在するとされるヒトの疾患である。アフリカ型結核菌（*M. africanum*）、ウシ型結核菌（*M. bovis*）、カネッティ結核菌（*M. cannetti*）とともにマイコバクテリア症に属し、おそらく3億年前から進化し続けてきたと考えられている。トルコでは、歴史上最古の結核の化石証拠である、結核のような病変が見られる50万年前のホモ・エレクトスの頭蓋骨が発見されている。ヒトの疾患としての結核は、約7万年前にアフリカで発現した。現生人類がアフリカから世界へと移動し始めるとともに結核菌がインド洋を横断し、その後、数千年の時を経てユーラシア大陸までもち込まれていった。今から約1万年前に人類が定住し始めた頃から結核は流行し始め、それ以来、地球上に存在し続けている。

　結核は、骨、血液、脳など、身体のほぼすべての部位に影響を及ぼす。なかでも最も一般的で致命的な結核は、空気を通じて飛沫が人から人へと運ばれることで感染し、非常に感染力が強い肺結核である。肺結核は密集した場所で増殖する。

　結核はペストと同様に古来の病気で、その記録もほぼ同じくらい古くから存在している。結核の病因についてもまた、接触伝染や「ミアズマ」説が議論されていた。結核は肺炎やほかの呼吸器疾患と症状が似ており、遡及的な診断は困難である。寝汗、体重減少、止まらない咳など、何世紀も前の記録には種々の症状が記されているため、診断を確定するのは難しい。1882年、ロベルト・コッホが顕微鏡で結核菌を発見したことをきっかけに、結核は細菌学による革命の先駆けとなった。かつて肺病(consumption)や癆症《ろうしょう》(phthisis)と呼ばれ、未知で無数の病因が唱えられた病は、単一の実体によって引き起こされる結核という一つの疾患となったのである。

結核はペストのように突如訪れて何百万人もの命を奪い去ったというわけではなく、むしろゆっくりと進行していった。だから神の怒りや罪人への戒めによって起こるものという概念もなかった。コレラとは異なり、結核の症状は特に劇的なものではない。感染しても突然結核に倒れるということはないし、体内の水分がすべて抜けきって数時間後に生死をさまようということもない。結核は目に見えないところで知らぬ間に進行する。そのため結核が19世紀のコレラの流行のように新聞や世間を騒がせたり、ペストのように大虐殺を引き起こしたりすることはなかった。しかし一方で、結核による死者はこれらの感染症のいずれよりもはるかに多かった。ロンドンの初期の疫学記録である「死亡記録統計(Bills of Mortality)」によると、17世紀前半のロンドンにおける死亡者の約20パーセントが肺病によるものであった。

結核に対する昔の解釈は、現在とはまったく異なっていた。リチャード・モートンが17世紀の終盤にラテン語で執筆し、のちに英語でも発行されることとなった『癆症論

（*Phthisiologia*）』は、肺病を多様なかたちでとらえている。たとえばモートンは、爪をのみ込んで肺に穴が開いたときや、女性が母乳を出しすぎて血液に負荷がかかっているときなどに結核にかかり、衰弱して無気力な身体状態を引き起こす恐れがあるとしていた。現代の結核と同じものとは思えないが、モートンが描いた結節という肺のなかにできる瘤《こぶ》の絵は現代の結核と似ている。一方トーマス・シデナムは、馬に乗り長旅をする乗馬療法が最も適切な治療法だと考えていた。

18世紀を通して、結核の病態描写はますます具体的になっていった。結核患者の身体のほぼすべての部分に結節を認めることがイタリアやイギリスの解剖学者によって突き止められた。19世紀初頭になると、ルネ・ラエンネックが結核性疾患の病理学的描写をすべて統一して広く普及させたため、結核に関するあいまいな記述が消え始めた。ラエンネックは「結節がなければ、結核もなかった」と書いている。こうした観察を可能にしたのは、身体の内部の音を聴くための器具として彼が発明した聴診器であった。以前は医師が患者の経験を聞いたり、症状を観察したりして結核を診断していたのに対し、ラエンネックは結節に着目し、聴診器と検死解剖で結核患者に結節が見られることを明らかにした。ラエンネックの聴診器とコッホの顕微鏡は結核の解明への道筋をつくった。ラエンネックやほかのパリの医師が結核の病原生物の存在に焦点を当てたことから、結核は単一の病気として注目されるようになった。１８３９年、スイスの医学者Ｊ・Ｌ・シェーンラインが結節を認める疾患を統一し、結核という名前をつけた。そして１８８２年にコッホが顕微鏡でそれらすべてを確認した。

結核はコレラと同じ類のパニックや外国人差別を引き起こすことはなかったが、文学やオペラ（プッチーニの『ラ・ボエーム』は最も有名）のなかで取り上げられ、結核を患ったロマン主義の詩人（キーツなど）は19世紀のヨーロッパ文化のなかで一時注目を浴びた。青白い顔で元気を失い、長い間部屋に閉じこもってめったに太陽の光を見ることができない上流階級の美女の姿は、顔色が悪く痩せて弱々しい肺結核の人の印象と似ていなくもない。結核がヨーロッパにおける死亡原因のなかで目立つ存在になるにつれて、文化のさまざまな側面においても特別な位置を占めるようになった。ただし、「結核のロマン化」は結核の歴史においてほんの一時の小さなエピソードにすぎず、最も影響を被った都市部の貧困層の間で結核の被害が深刻化していったことのほうがより重要である。しかし、結核に倒れたロマン主義の詩人や長椅子に横たわりがちな女性のイメージは強い印象を残すこととなった。

大衆の間でしぶとく蔓延した結核は、当時の文化全般で大きな地位を獲得するとともに、19世紀の最も著名な医学研究者たちを釘づけにした。結核は19世紀最大の殺人者であった。産業の発展や、パリやロンドンのような過密で不健康な都市の成長にともない、感染が拡大した。１８６２年、マルクスとエンゲルスは著書で「労働者の肺病やその他の肺疾患は、資本の存在に必要な条件である」と書いている。つまり、１９３０年代には産業化と都市化、そして結核が近代化への道に必然的なステップであると見なされていたのである。第二次世界大戦前のアフリカやインドで結核が増加したときには、結核は「文明開化の病」と呼ばれていた。１９３０年代後半、イギリスにおける結核の専門家であり、自国の植民地における疾病についてもたびたび論じていたライル・カミンズは、当時のインドについて「ちょうどイギリスが〈スピニング・ジェニー（紡績機）〉を発明した時代に相当する」と書いている。また、長年東アフリカで働いていたイギリス人医師チャールズ・ウィルコックスは、マルクスとエンゲルスの１００年後、その著書において東アフリカで急速に進む都市化が結核の増加を招いている実態に触れ、「こうした病気を引き起こす生活環境において、人間の尊厳はほとんど配慮されていない。人は個人として扱われず物をつくる機械になってしまった」と訴えた。結核は急速な都市化や産業化、労働者階級の出現に代表される近代社会の過酷な実態を象徴するようになった。

20世紀の開発途上国で起こったことは、19世紀のヨーロッパが経験したことだった。記録を見つけるのは難しいが、結核が当時のヨーロッパにおける主要な死因であったことは

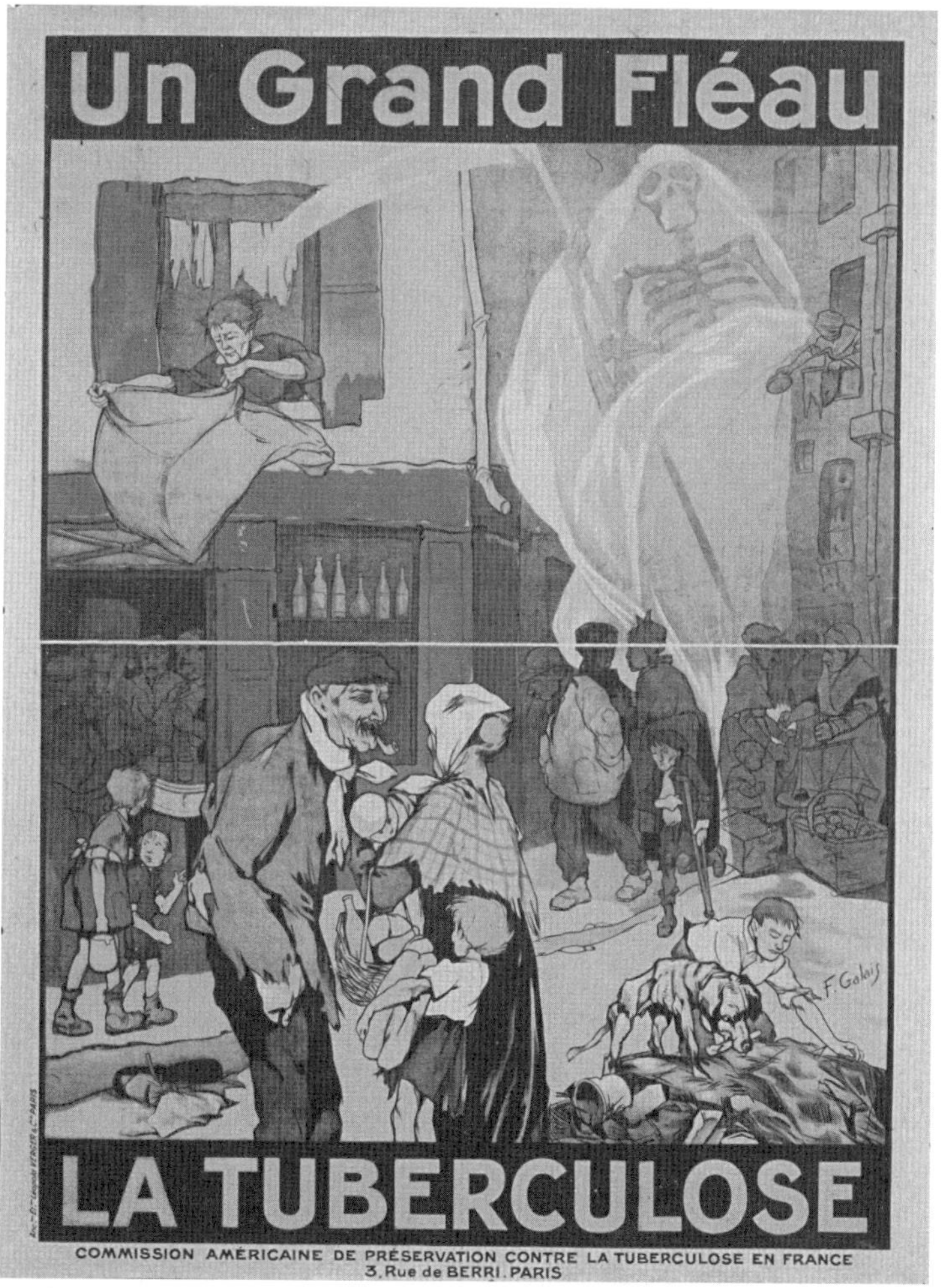

図6　ヨーロッパの都市における貧民街の窮状が結核を拡大させた。当時のポスター（1917 年）には、パリの貧困地域の街角の背景に不気味な死神が迫る様子が描かれている。

間違いない。19世紀前半の西ヨーロッパにおける結核の死亡率は人口10万人あたり３００～５００人であった。比較のための参考でいうと、現在のアメリカにおける死亡率は人口10万人あたり約０・１人である。18世紀末から19世紀半ばまで、結核はイギリスの労働者階級の間で蔓延し、同国の産業に大きな打撃を与え、人口１８００万人であったイングランドとウェールズで毎年５万人の死者を出した。コレラでさえも死亡者数は最も被害が大きい年で４万人だった。

　結核は１８５０年頃を境にして、続く１００年間に減少していったが、貧困層や労働者階級においては感染が止まることはなく、むしろ不均衡に打撃を与え続けた。罹患者の記録が保存されるようになると、それまで印象でとらえられていたことが証明されることとなった。１８８０年代にロンドンの小児病院で行われた検死で、結核が小児の死因の約45パーセントを占めていることが明らかになったのである。これらの子どもの80パーセントは労働者階級だった。同じことがエディンバラでも確認された。王立罹病小児病院で死亡した子どもの死因の39パーセントは結核であり、そのうち98パーセントは公的扶助を受けていた子どもであった。イギリスでは結核の影響があまりにも大きかったため、結核が減少し始めると全体的な死亡者数も減少していった。フランス、ドイツ、ロシア、アメリカの状況を見ていくと、工業化の拡大にともない結核の症例数も増加するという共通のパターンがあることがわかる。１８５０年代、ボルチモアやフィラデルフィア、ニューオーリンズ、アトランタなどの都市では、結核が死亡者全体の15～30パーセントを占めていた。結核はヨーロッパの大部分やアメリカで主要な死因となっていた。また、イングランドやウェールズなどでは19世紀中頃に結核患者数が減少していったが、減少は平等に見られたわけではなく、地域や社会階級によって異なっており、人種的マイノリティにも不均衡な影響を与えていた。

１８８２年の初春、ロベルト・コッホはベルリンで医学界を驚嘆させた講演を行った。彼は結核菌という19世紀で最も多くの死者を出した病原菌を特定した。コッホの功績の重要性や医学と公衆衛生への影響の大きさは誇張するべきではない。コッホの発見以来、結核は一つの原因に特定された。そして時間が経つにつれて、結核は病原菌だけに注目が集まり、そのためにこの病気が「一部の集団の間でのみ蔓延し続けている」という実態の背景にある、種々の社会的・経済的要因の重要性は否定されずとも低下していった。

結核が結核菌という単一の実体によって引き起こされるという考えはすぐには浸透せず、接触伝染主義とこれに反論する側との議論も終わったわけではなかった。結核が人から人へと伝染する病気ではないとの考えに固執した一人、アーサー・ランサムは１８８７年に『疫学協会紀要（*Transactions of the Epidemiological Society*）』で、結核は土壌を媒介して感染するとの主張を発表した。彼は病原菌の存在を認めていたが、結核はコレラ同様、特定の場所で発生するもので、人を介して伝染することはないとの認識を示した。ランサムは結核が悪臭を放つ空気に起因するとし、「結核の伝播には、患者の体外で微生物の毒性の増加が起こる必要があり、これは主に空気中の動物有機物の存在、言うなれば有効な換気の欠如によって起こる可能性が最も高い。毒性の増加を助長する湿った下層土の影響も非常に特徴的である」と主張した。しかしながら、20世紀初頭には結核は接触伝染性であるとの認識がほぼ大半を占めるようになった。ニューヨーク市では、ハーマン・ビッグス率いるニューヨーク市衛生局が１８９７年に結核を「感染性および伝染性の疾患」に指定し、届出義務制が敷かれるに至った。一部の州では強制的な入院が課され、公益のために個人の自由を侵害するものだとして一部の市民が批難した。

　結核の原因が発見されたことは、吉報であると同時に過度に楽観的な未来予測をもたらすものであった。ロンドンの『タイムズ紙（*The Times*）』は、「今から先のそう遠くない時期に、毎年何千という命を奪う結核菌による手強い病気から人類を守れる日がやってくるかもしれない」とし、結核菌の発見を歓迎した。そして10年も経たないうちに、コッホが結核菌の抽出物であるツベルクリンを発見し、鳴り物入りで世界に向けて発表した。しかし、コッホが予防効果を期待したツベルクリンには、治療効果はないことが後から判明した（しかしながら診断薬としては非常に有効である）。結核の病原体の解明は、問題解決の一部にすぎなかったのである。

結核の対策には、唾吐きの禁止運動や、より適切な住居建設の推進などがあった。最も人気で広く普及しながらもほとんど効果がなかった対策の一つはサナトリウム（療養所）である。歴史上初のサナトリウムは、結核がある標高を超えると発症しないとした考えなどから、シレジア地方の山中に建てられた。１８５９年にドイツでも初めて登場すると、その後、北ヨーロッパ中に広がり、19世紀末から20世紀初頭にかけてアメリカにも伝わった。サナトリムは、患者が忙しい都会の生活から離れて休養し、新鮮な田舎の空気を吸いながら結核を治癒することを目的に考案されたものだった。薬やワクチンといった具体的な治療法がまだ存在していない時代に、サナトリウムはある意味で、患者を結核の引き金となる環境から遠ざけ、健康的な場所に移動させるというコッホ以前の考え方に立ち戻るものであった。

その後、結核と標高との関連性についての概念は変わっていったが、健康的な自然に囲まれた暮らしという生活様式の重要性に対する考え方は変わらなかった。アメリカでは、ローラソン・ブラウンの『肺結核の治療法（*Rules for Recovery from Pulmonary Tuberculosis*）』（１９１６年）や、Ｓ・アドルファス・ノップの『大衆の病としての結核とその対処法（*Tuberculosis as a Disease of the Masses and How to Combat It*）』（１８９９年）のなかで「アウトドアライフ（野外生活）」と呼ばれる治療法が提唱されるようになった。エドワード・トルドーはニューヨーク州サラナック湖に設立したサナトリウムで「アウトドアライフ」を精力的に推進し、新鮮な空気は肺結核を消滅させることが期待できるとして、患者に厳しい冬の間、屋外で過ごすよう奨励した。冷たい新鮮な空気と結核の治癒との関係はトルドーの支持者たちの間でもはっきりしないものであったが、彼のサナトリウムは大きな成功を収め、患者が治療を求めて遠くから訪れた。貧困層向けのサナトリウムも慈善団体によって開設された。裕福な患者は自ら療養のためのコテージを建てるようになった。トルドーのサナトリウムは私設だったが、ほかのサナトリウムは公立だった。州政府または地方自治体が運営するサナトリウムや、連邦政府が運営するアメリカ先住民向けの施設もあった。イギリスと西ヨーロッパでは、国家によってサナトリウムが運営されていた。その多くはトルドーが建てたサラナック湖のサナトリウムのような田園の施設ではなかったが、いずれも休息やよい食事、そして外で十分な時間を過ごすことに重きを置いていた。

ほかの治療法も試された。サナトリウム療法は本質的には受動的な治療法で、主に休息を中心としていた。外科的療法はこれとはまったく異なり、肺結核の最も一般的なものとしては、肺を圧縮させて肺機能を休めることで治癒を目指す虚脱療法や人工気胸術があった。アメリカの結核専門家エズモンド・ロングは１９１９年に人工気胸術について言及し、「人工気胸の理論はきわめて簡単である。それはベッドで寝ているときや、まるでリクライニング式の『治療用イス』に昼夜横たわっている状態のときの背中のようなものである。（肺の）治療した部分を機能的、強制的に休ませるものだ」と解説している。ロングは「統計による実証」にまで至らなかったが、事例証拠により、彼が「絶望的な症例」と称した患者には人工気胸が効果的だったとしている。人工気胸は確かに個々の症例ではいくつかの効果をもたらしたが、公衆衛生上ではサナトリウム同様に解決策にはならなかった。いずれの対処法も人気があり、一部の患者には効果が見られたが、その割には公衆衛生対策としては効果がなかった。また、仮に効果的であっても、こうした対処法は多くの患者に提供できるものではなかった。

効果的な公衆衛生対策と生活水準の向上によって、結核は19世紀半ばから抗生物質が発見される前までの間に、アメリカ・イギリスなどの先進国全体で明らかに減少した。アメリカのいくつかの都市では、結核対策をその目的の一つとした新しい公衆衛生局が設置された。しかし、一般市民における結核の全体的な減少を説明できる単一の原因はない。イギリスの救貧院で感染者を隔離すると、感染のリスクが減り、一般市民における結核が減少した。同じ傾向がニューヨークでも見られた。新しく発足した公衆衛生局による感染患者の特定と隔離により患者の結核病院への入院が可能になったため、結果的に感染が減ることとなり、またサナトリウムもその意味で一定の効果をもたらした。感染を広げるリスクを減らすことは、結核を食い止めるために過去も現在も不可欠だ。しかし、そのために必要なリソースは、生活水準が向上した場所にしかない。生活環境が改善されない場所では感染症も減らないという実態が続いているのである。

　結核は貧困層を襲い続けた。ニューヨークでは、大量の移民が混み合った換気の悪い建物で生活し、彼らの間での結核の罹患率はほかの裕福な地域の住人をはるかに上回っていた。１８９０年のマンハッタンのアッパーウエストサイドにおける結核の罹患率は10万人あたり49人。対して膨大な数の移民が居住していたローワーマンハッタンの結核罹患率は10万人あたり７７６人であった。

　両大戦間期には、５歳未満のアフリカ系アメリカ人の子どもの死亡率は白人の子どもよりも３７４パーセントも高かった。ボルチモアなどの都市に暮らすアフリカ系アメリカ人の間では、白人居住地域のように結核が減少して生活水準も向上していくことはなかった。インディアン事務局が１９３０年代に行った有病率調査によると、アメリカの南西部ではアメリカ先住民の人口の約75パーセントが結核に感染していた。ピマ族の20歳以上の人口では１００パーセントが結核の陽性反応を示した。カナダのサスカチュワン州でも、先住民の死亡者の29パーセントが結核によるものであった。結核は、抗生物質が登場する以前では、アメリカ社会から疎外されたマイノリティ集団においては減少する兆しがまったくなかった。しかし、セルマン・ワクスマンの研究室で１９４４年にストレプトマイシンが発見され、抗生物質の時代が到来すると、まるで奇跡が起こったかのように、無敵と思われた結核に抗生物質という対抗馬が現れた。しかし一般市民からすれば、抗生物質はすでに消滅しかけていた結核という病を退治したにすぎなかった。

　結核は先進国の一般市民の間で減少するにつれて、ほかの場所で増加していった。ニュージーランドのマオリ族、アメリカ先住民、北米のファースト・ネーション、東アフリカ、南アフリカなどで行われた調査では、驚くほど高い結核有病率が明らかになった。ケニアの保健当局によると、結核は第二次世界大戦当時のケニアで主要な死因であったという。正確な数を把握するのは難しいが、調査作業や健康データの収集に対する関心の高まり、事例証拠などから、結核がアジアやアフリカの大部分およびアメリカ大陸の先住民の間で増加していることが明白となった。

　一時期、結核増加の理由について人種的要因に関する多様な説が唱えられた。開発途上国という結核の処女地に暮らす民族は、人種的に特に結核に対し感受性がある、あるいはいまだ「結核化」されていないとする説である。黒人の南アフリカ人やアメリカ先住民、アフリカ系アメリカ人は、よくこうした説を押しつけられていた。インドではこうした人種に関する要因はほとんど受け入れられなかったが、代わりに文明化に関する進化論的な考え方が浸透していた。1933年、ボンベイの公衆衛生監督官は、インドの近代化、工業化、都市化に関して広まっていた概念をこう表現した。

> ほとんどの西側諸国はすでに結核の流行段階を脱したといわれている。しかし、インドにおいてどの段階にあるのかを正確に述べることは難しい。一部の人々は、インドはピークに達しておらずまだ初期段階にあり、国民における結核への罹患の程度はアフリカの人種と高度に工業化され都市化されたヨーロッパの人種の中間にあると考えている。この見解の是非はわからないが、事実として結核が蔓延している。

人種理論は強力であったが、反論もあった。1930年代の終わり頃、ますます多くの情報がわかってくると、人種理論は崩壊し始めた。イギリスの結核の専門家チャールズ・ウィルコックスは、タンザニアでアフリカの黒人たちのレントゲン画像に関する広範囲な研究を行い、画像の多くに結核痕を発見し、「アフリカの黒人は長い歴史を通してずっと結核と闘ってきた」ことを証明した（アメリカ先住民についても同時に類似の研究が実施され、同じような結果が得られている）。ウィルコックスは自身の発見が「理論的な関心」以上の意味をもつと知っていた。彼の研究は「結核は有効な治療が見つかる可能性があり、すべての公衆衛生対策の核である生活環境や教育といった要件が改善されることで克服できるという希望の根拠」を示すものとなった。ウィルコックスをはじめとする結核の人種要因に関する考え方を変える研究の結果、第二次世界大戦の終わりまでには結核の研究者の間で人種的推論は消滅し、結核は貧困によって起きる病であると認識されるようになった。しかし、人種理論はなくなっても、結核は根絶されることはなかった。

第二次世界大戦前、世界中の社会から取り残された人々に対する結核対策はほとんど行われていなかった。しかしその後、世界の結核対策史上最も生産的な時代の幕開けとなるいくつかの動きが非常に迅速に、まとまって起こった。世界保健機関（ＷＨＯ）やユニセフのような国連機関の設立は、そうした戦後の取り組みの一部であった。これは、いわゆる「第三世界」の開発を目指す国際的な動向の一部であり、冷戦下における人心収攬《しゅうらん》の競争、一般的な人道主義、そして新たな労働市場や消費市場の獲得を目的とした経済的利害などによって動機づけられていた。加えて、その後、結核を治療する抗生物質が発見され、ＢＣＧワクチン（１９０８年に開発者である二人のフランスの生物学者にちなんで名づけられたカルメット・ゲラン桿《かん》菌《きん》）のアメリカ先住民における大規模な試験が成功し、開発途上国における結核克服に向けて機が熟した。１９５３年、ＷＨＯは自らが「単一の疾患に対して実施される最も大規模な集団保健対策」と称した大規模なＢＣＧワクチン集団接種活動を展開するため準備を整えた。１９５０年代後半になると、生物医学の技術により結核はやがて解決されるという感覚が顕著になっていった。ＷＨＯは１９５８年にこう述べている。「今日、公衆衛生上有効で、世界の人々にとって受け入れられ、大規模に展開してもコストが高価にならない手法に基づく結核制圧プログラムを開発する可能性が歴史上これまでになく高まっている。このプログラムの主要な要素はワクチン接種と抗結核薬の使用である」。

ＢＣＧは世界中で数千万人に接種され、抗生物質は並外れた効果を示した。しかし、課題はきわめて大きかった。ＢＣＧの有効性に関する矛盾する調査結果が発表され、臨床試験と同じように現実の世界で抗生物質を使用することによって深刻な問題が生じることが歴然としてくると、結核制圧への希望は絶望と入り混じっていった。ＢＣＧや抗生物質の試験は、やがてＷＨＯやユニセフ、イギリス医学研究審議会（ＭＲＣ）によるインドやケニアにおける多くの結核対策活動の焦点となっていった。ワクチンは結核の予防効果が大いに有望視され、抗生物質は治療法を提供した。しかし、ＢＣＧの有効性にはかなりばらつきがあった。ＢＣＧには戦前にＢＣＧが広く使われていたフランスとベルギーの植民地で行われた有効性に関する事例証拠があった。１９４６年にはアメリカ先住民を対象に実施された比較対照試験においてＢＣＧの有効性を大いに示唆する結果が示された。にもかかわらずＢＣＧが世界中で使われるようになると、その効果は期待以下であることがわかった。そして１９７９年、ＢＣＧの効果に関する史上最大の臨床試験結果が示され、南インドの36万人の被験者におけるＢＣＧの有効性が０パーセントであったことが判明した。なぜＢＣＧの有効性にこれほど激しいばらつきが出たのかは、「試験に使用したワクチンの株が異なった」「環境中の抗酸菌に被験者が暴露されていたため」「試験地域での結核感染率の違い」「太陽光のＢＣＧへの影響」など諸説あるが、いまだに十分に解明されていない。ＢＣＧの大規模集団接種が何十年も続いたのは、ＢＣＧが効くのではないかという希望と、ほかの選択肢が存在しないという非常に強い印象からであった。

　抗生物質の投与は明らかに効果があった。しかし、抗生物質の投与が行われた地域では有効な投薬管理ができない状態だった。供給が不足し、いくつかの薬剤の組み合わせは価格が高く、毒性の問題や投与が難しいといった問題があった。これらの課題に直面したＷＨＯとＭＲＣの研究者は、より安価なレジメン（投薬計画）を開発し、家庭内での自己投与が可能な方法を提案した。しかし、こうした労力や専門知識、ブレークスルーをもってしても、克服できない深刻な問題がいくつかの場所で起こった。薬剤耐性である。ケニアでは抗生物質が導入されてから10年も経たない1960年代半ばに手に負えないほどの薬剤耐性結核の流行が発生した。同じことがほかの薬剤管理体制がないなかで抗生物質が使われた場所で起こった。何十年もの間、WHOやほかの団体はこの問題を無視し、事態の重大さを軽視し続けた。

戦後の結核対策は、WHOによるマラリアや天然痘の根絶計画と同時期に非常に限定された視野の生物医学的解決策として推進された(このうち、マラリアの根絶計画は失敗に終わり、天然痘はのちにWHOが根絶宣言をするに至った)。しかし、それだけでは結核を制圧するには不十分であった。1950年代にはインドの集団BCG予防接種キャンペーンに対する強固な抵抗運動が起こったが、そうした運動に代表される結核の生物医学的アプローチに向けた批判は、ほとんどが軽視された。インドをはじめとする国々では、「結核の罹患率の低減には生活水準の向上が重要」という考えはもっともではあるが、現実的ではないというのが、現地で結核対策に携わる人々の大半の意見であった。さらにアメリカの結核専門家ウォルシュ・マクダーモットは、生物医学の進歩のために、結核は「社会インフラの改善を待たずに決定的に変化させることができる病気」であると主張し、多くの人がこれを支持した。

１９７０年代半ばには、世界的な結核制圧対策のイノベーションやエネルギーは失われていた。結核は顧みられない疾患となった。しかし、それは消え去ってしまったということではない。そして、今なお結核対策に励む専門家や結核のリスクにさらされ続けている人々をさらなる大きな問題が襲った。ＨＩＶ／エイズの登場である。

免疫システムを脆弱化させるＨＩＶは、結核という病にとっては完全無欠の「相棒」である。ＨＩＶ陽性の患者は結核への感染リスクが高いうえ、ＨＩＶは潜在的な結核菌に「発火」し活性化させる作用がある。ある二人の研究者は１９８７年にＨＩＶに合併した結核について「両方の病気の組み合わせは、今後数年間で恐ろしい大虐殺に比する人的被害を引き起こす可能性がある」と言及している。事態は実に深刻で、１９９４年にＷＨＯおよび国際結核肺疾患連合（International Union against Tuberculosis and Lung Disease）が「ＨＩＶと結核の複合的な流行は、今世紀に人類が経験したことのないような公衆衛生上の課題を突きつけている」と警鐘を鳴らした。二つの疾患の関係は早くから認識されていたにもかかわらず、ＨＩＶ・パンデミックの発生から30年間、ＨＩＶ結核合併症を早期に食い止める措置はほとんど行われなかった。２０１０年、著名な結核およびＨＩＶの専門家アンソニー・ハリーズは同僚数人とともにＨＩＶ結核合併症への対策について「消極的で遅く、一貫性がない。仮にこれが戦争の場合であれば、我々の努力は戦意喪失の所業だと冷笑されていただろう」と批難した。

サハラ以南のアフリカは最も深刻な被害を受けている。主にＨＩＶ患者の増加により、サハラ以南のアフリカにおける結核の有病率は１９９０年に10万人あたり１４６人であったのに対し、２００３年には10万人あたり３４５人にまで拡大した。結核は現在、ＨＩＶ／エイズ患者の死因の第1位となっている。１９７０年代末の結核に対する世界的な無関心、歴史的な疾患に合併した新しい疾患の出現、アフリカにおけるＨＩＶ／エイズ問題に対する初期の放置、さらに世界的なエイズ対策における非協調性やリーダーシップの欠如など、さまざまな要素が組み合わさり、何十年もの間、結核およびＨＩＶ／エイズの同時パンデミックの発生を助長してきたのである。

ＨＩＶ結核合併症のパンデミックに加えて増え続けているのが多剤耐性（ＭＤＲ）結核である。よく新しい問題として取り上げられているが、ケニアなどでは１９５０年代や１９６０年代に発生し、今日まで続いているもので、今では状況がさらに悪化している。多剤耐性結核では、少なくとも最も一般的で有効な抗生物質であるイソニアジドとリファンピンの両方に対して耐性を有する。また、イソニアジドとリファンピンのいずれか一つに加え、さらに少なくともフルオロキノロン系薬剤のうちの一種類とその他の注射薬のうちの一種類にも耐性をもつ超多剤耐性（ＸＤＲ）結核も新たな問題として出現している。こ

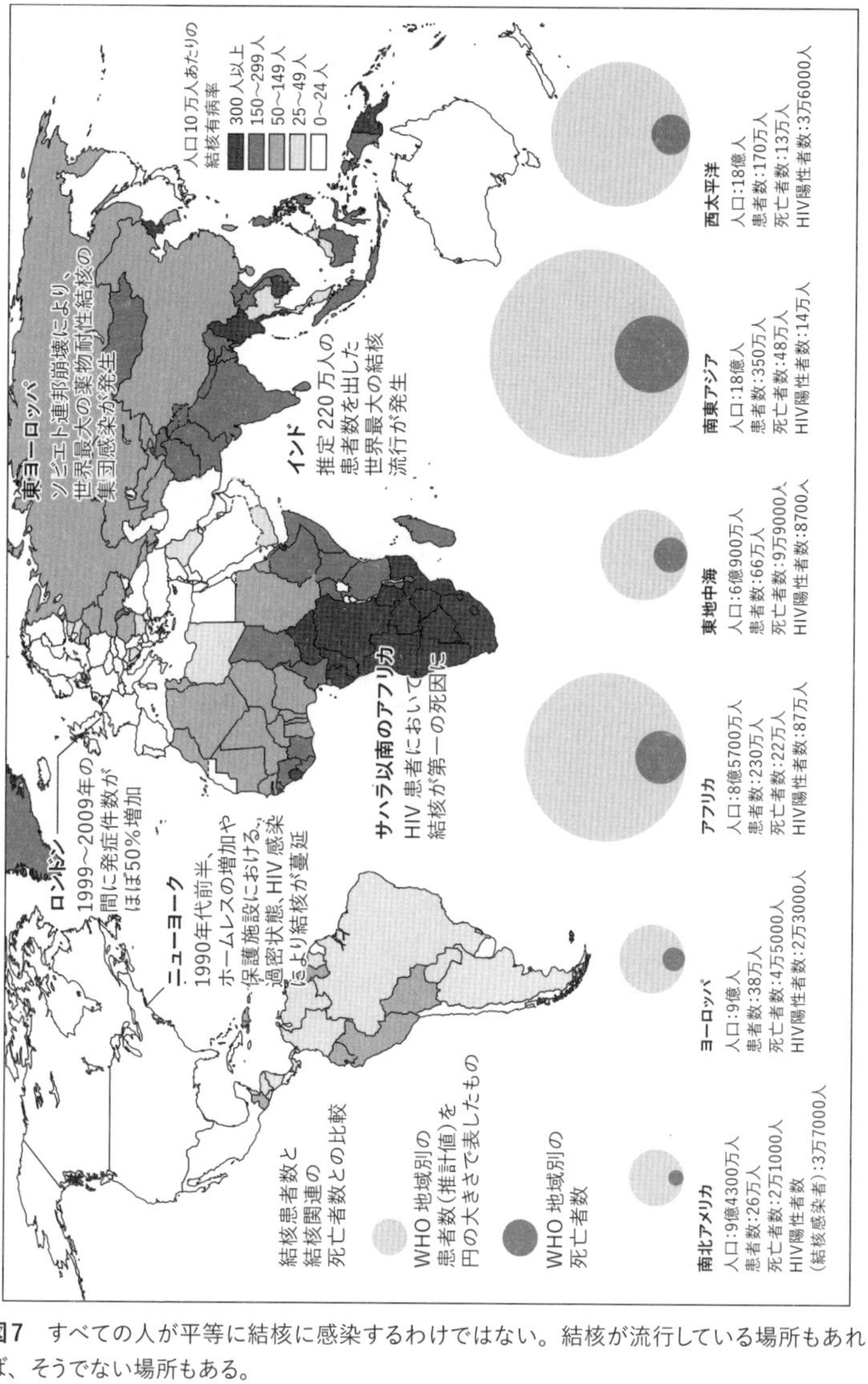

図7　すべての人が平等に結核に感染するわけではない。結核が流行している場所もあれば、そうでない場所もある。

れも古くから存在している問題が別のかたちで現れたものである。多剤耐性結核も超多剤耐性結核も、それが登場する以前からあった単純な薬剤耐性結核の場合と同様に、患者による服薬の怠慢や不十分な感染防止対策、薬剤不足、ずさんなプログラム管理、薬剤耐性問題の軽視や多剤耐性結核の治療の費用対効果に対する懐疑など、あらゆる段階で生じる抗生物質の誤った投薬管理の結果で起こったものだ。ＨＩＶ結核合併症と同様に、多剤耐性結核もまた軽視されてきた。こうして結核は今、歴史上のどの時代よりも多くの死亡者を出し続けているのである。

6

インフルエンザ

１９１８～１９１９年にかけて、３回にわたり世界中で大流行したインフルエンザ（通称：スペイン風邪）は、黒死病以来の史上最悪のパンデミックであった。その規模は１８８９～１８９２年に起こったパンデミックとは比べものにならず、死亡者は世界で５０００万人以上に達した。死亡者のほとんどは、１９１８年の10月と11月に発生し、まるでこの世の終わりとでもいうべきあり様であった。イギリス医師会誌『ブリティッシュ・メディカル・ジャーナル（*British Medical Journal*）』は１９１９年４月、ボンベイでの流行を振り返り、「黒死病に匹敵する大惨害を招いた」と表現した。このインフルエンザウイルスの起源はまだわかっていない。多くの書物にはアジアが起源であると記録されている。一方イタリアでは、インフルエンザはドイツ軍がつくった化学兵器であるとの噂が流れ、あるイタリア人医師は「昨今の大疫病は犯罪行為か」と題したパンフレットを作成した。インフルエンザの第一波は、知られている限りでは１９１８年３月５日にカンザス州キャンプ・ファンストンで起こったとされており、そこからほかの駐屯地や軍事施設へと広がっていったとされている。４月にはフランス行きの船舶を通じてヨーロッパ全土に急速に広がり、北アフリカとインドに達し、さらに７月に中国とオーストラリアに到達した。フィリピンでは多数の港湾労働者が感染し、埠頭の作業場が閉鎖された。それから４カ月のうちに感染は世界中に広がった。

第一波よりはるかに多くの死者を出したインフルエンザの第二波は、１９１８年8月にフランスで始まった。海上貿易と軍隊の輸送を介してアメリカのボストンやフランスのブレスト、アフリカの西海岸に位置するシエラレオネのフリータウンの街で同時に広がり、その後シベリア横断鉄道により北アジアまで感染が拡大した。さらにインドとイギリスの軍隊により、戦争と飢餓で打撃を受けていたイランにもち込まれ、人口の10～25パーセントが死亡した。第二波は当時日本の占領下にあったシベリアの港町ウラジオストクから船舶を通じて日本にも到達した。シエラレオネのフリータウンでは、新しく開通した鉄道を通じて内陸でも感染が爆発し、「すべて大混乱に陥った。人々はネズミのように死んでいく。死者は今、墓地に入り切れず排水溝に放置されている」と新聞が報じた。第二波は何の前触れもなくガーナにも訪れた。植民地当局者は、インフルエンザに襲われた北部のロルハについて、「ロルハは廃村のようになり、人っ子一人いない。ロビ族のなかには、世界の終わりが来ているのかと思っている者さえいると聞く」と記述している。第二波はケープタウンに到達すると、鉄道を介してすぐに北上していった。アフリカ大陸のなかでも最も活況のある港湾を有し、内陸の交通網が発達している南アフリカでは、感染が早いペースで国中に広まり、さらに蒸気船を通じてコンゴ川を移動し、大西洋岸に帰還したことになる。その後、第二波はインド洋貿易を経て、大陸の反対側の東アフリカに達し、９月下旬にはモンバサに初上陸した。

第二波はそれから数カ月のうちに地球上のほぼ至るところで大量の死者を出した。比較的穏やかであった第三波は1919年の冬に到来し、春には収まり、インフルエンザのパンデミックは収束した。

人口への影響は衝撃的であった。感染者は世界の人口の3分の1にあたる5億人に上った。死者数については、当時の記録の不完全さや診断の精度の問題で、正確な数値を導き出すのは不可能である。インドやサハラ以南のアフリカなど、影響が最も大きかった地域の多くでは、人口動態データが乏しく、医療従事者の数も限られていたため、ほとんど記録が残っていない。インフルエンザのパンデミックにより壊滅的な打撃を受けたとされる中国においても、死亡者記録がつけられ始めたのは1930年代以降のことであった。インフルエンザの病原性からすると、実際の死亡率は報告されている数字よりも多くなるだろう。

インフルエンザによる死亡者数は年月とともに大幅に変化している。エドウィン・オークス・ジョーダン著の『流行性インフルエンザ：概観（*Epidemic Influenza：A Survey*）』（1927年、アメリカ医師会）では、世界全体の死亡者数は合計2150万人と推定されている。インフルエンザに対しては社会的関心が低かったため、このデータがその後何十年にもわたり基準値とされた。しかし、やがてオークスの試算を「滑稽なほど低すぎる」とする意見が出始め、インフルエンザに興味をもち始めた歴史家たちにより数値が上方修正され、時には大幅な修正も行われた。ロシアや中国などについては、いまだにほとんど情報がないものの、最新の試算ではインフルエンザの死者は５０００万人と推定されており、一部の専門家の間では実際はその倍だという指摘もある。

　インフルエンザの被害は国によって大きな差があった。死亡者数も年齢と性別によって異なった。オーストラリアやニュージーランド、アメリカの先住民における死亡率は周辺地域の住民の４倍という高さであった。インフルエンザに免疫のなかったアラスカ北部に位置する人里離れたウェールズという村では、わずか３１０人の総人口のうち１５７人が死亡した。世界で最も多くの死者が出たインドにおける死亡者数は約１８００万人にも上った。ほかの場所と同様に、インドのインフルエンザによる死亡者の大半は不思議なことに若年成人に集中していた。これは、高齢者と小さい子どもの死亡率が突出して高かった過去のインフルエンザの流行や例年起こるインフルエンザ流行とはまったく異なっていた。インドでは病人の世話をする役割をしていた女性が最大の被害者となった。若年成人層における高い死亡率や女性の死亡者数の増加は、その後数年におけるインドでの著しい出生率の低下を招き、１９１９年には出生率が30パーセントも減少した。女性の数が少なくなり、したがって夫婦の数も減ったのである。

インフルエンザの大流行は、世界の遠隔地にも達した。太平洋諸島の島々は甚大な被害を受け、死亡率は世界のどの地域よりも高かった。ほとんどすべての島で人口の5パーセント以上が死亡した。西サモアは最も大きな打撃を受け、数週間のうちに島内人口約3万8000人の22パーセントが死亡した。今日のアメリカに置き換えれば、7000万人に相当する死亡率である。アメリカ領サモアでは、アメリカ海軍が入港する船舶の乗客を厳しく隔離し、郵便船の停泊を制限したことにより、インフルエンザを防ぐことにほぼ成功したが、西サモアにおいてはそのような措置はまったく試みられなかった。その結果、インフルエンザはニュージーランドの蒸気船テュレーン号により西サモアにもち込まれた。出港前、テュレーン号は医師から健康状態の証明を取得していたが、船がニュージーランドから出航後、西サモアに向かう途中、ニュージーランド国内でインフルエンザの感染が爆発した。しかし西サモアやほかの寄港地には警告されず、島民たちはテュレーン号によって届けられた新聞や、実際にパンデミックの壊滅的な影響を目の当たりにして初めてインフルエンザのパンデミックについて知ることとなった。西サモアはニュージーランドと同様に大英帝国の一部であり、インフルエンザはすでに太平洋諸島世界でよく知られた病気となっていたにもかかわらず、誰もインフルエンザという非常に致命性の高いパンデミックについて西サモアに警告することはなかったのである。数日のうちに、島はインフルエンザに冒され、人口の90パーセントが感染した。社会・行政・経済基盤は停止状態となった。

太平洋諸島の島民は、「インフルエンザ・パンデミックによる太平洋諸島での甚大な被害は島民の非道徳的な行いのせいだ」として汚名を着せられた。トンガに駐在していたイギリスの外交官は当時の状況について、「（インフルエンザの）蔓延に際し最も残念なことは、島民の苦しみや痛みに対し、原住民の長たちが何も感じず、無関心であったことだ。最悪の状況下で緊急措置をとったトンガ人は一人もいなかった」と言及したうえ、「このような行いは、トンガ人の気質の評価に影響し、彼らが深い感情をもてず自己統治に求められる高い責任能力がないことを示している」と発言し、事態は政治問題にまで発展した。しかしながら罹患率が島民の95パーセントに達するなかで、積極的な行動をとれる者など残っているはずもなかった。それにもかかわらず、イギリス人たちは自らの努力を英雄的として称賛する一方、島民に対しては感染対策が消極的であるとして非難した。

西サモア諸島での死亡率が非常に高かったことについては疑問が残った。これだけ情報が早く伝達するようになった世界で、なぜこのような事態が起きたのか。そうした疑問から、１９１９年の夏にイギリスの植民地省がサモア疫病委員会を結成し、なぜインフルエンザが近隣のアメリカ領サモアでは感染拡大せず、西サモアでは猛威を振るうに至ったのか、その経緯について調査を行った。疑問の一つは、「インフルエンザが西サモア諸島にもち込まれ、甚大な被害を及ぼした責任がイギリス側の行政関係者、つまりニュージーランドの行政あるいは西サモア諸島の植民地政府の過失や怠慢にあるのか」という点であった。

答えはまさにその通りであった。委員会は、行政上の不手際により、インフルエンザについての情報がうまく伝わらなかったと断定した。さらに委員会では、西サモアのイギリス植民地政府がパンデミックの深刻さを認識していなかったことに加え、医師たちが近代医学によってインフルエンザの被害を抑えることができると過信していたことも判明した。情報伝達の失敗は西サモアに限らなかった。植民地省はどこの植民地にも情報を通知せず、むしろ現地の当局が自ら隣国にインフルエンザの流行を伝えるという状況であった。情報伝達はほとんど行き当たりばったりであった。当時インフルエンザは届出が必要な疾患ではなかったため、植民地で情報が伝わったのは、たとえば感染拡大したシエラレオネとガンビアが隣国ナイジェリアに知らせるというような独自の判断によるもの、あるいは報道により情報を入手するというもので、最悪の場合は現地で感染が確認されて初めてそれを知るということさえあった。

インフルエンザのパンデミックが壊滅的な被害をもたらしたことはどう見ても明らかだ。しかし、なぜそうなのかは、まったく明らかではなかった。インフルエンザのパンデミックは過去にも発生しており、これが唯一無二のものであったわけではない。16世紀以降、パンデミックは人類の歴史に定期的に訪れる出来事となり、インフルエンザは長きにわたって毎年流行を繰り返している。１８８９～１８９０年にかけてもインフルエンザのパンデミックがあったが、その後１９５７年、１９６８年、２００９年にもパンデミックが起こり、おそらく今後も起こるだろう。しかし、１９１８年のインフルエンザ・パンデミックはほかのインフルエンザの大流行とは異なるものであった。

　ウイルスによって発症するインフルエンザは、もともと動物から人間に伝染した人獣共通感染症である。インフルエンザウイルスには3種類あり、その一つであるA型インフルエンザウイルスは最も致命的で広範囲に見られるウイルスである。１９１８年に流行したインフルエンザの株は、その当時は見られたことのないものであった。それは２００５年にようやく「Ｈ１Ｎ１（Ｈは赤血球凝集素のＨ、Ｎはノイラミニダーゼのミ。いずれもインフルエンザウイルスの粒子表面に存在するタンパク質）」の株の一種であると同定された。いくつかの顕著な特徴をもっていたこのウイルスは、以前のインフルエンザのパンデミックや定期的に起こる季節性インフルエンザに比べ、若年の成人の死亡率が20倍も高かった。通常のインフルエンザのように、幼児や高齢者の死亡率が高いのと対照的であった。感染すると多くの場合、短時間のうちに致命的な肺炎を引き起こした。死亡率はほかのどのインフルエンザのパンデミックよりもはるかに高かった。感染拡大の三つの波が一つまた一つと覆い重なるように起こり、復興や対策を準備する猶予もなかった。

なぜインフルエンザがこうした特徴をもつのか、特にどうしてそれほどの重症度を呈したのかはまだ謎に包まれたままだが、２００５年にインフルエンザの第二波のウイルスのゲノムの配列解析が完了し、インフルエンザのウイルスが「Ｈ１Ｎ１」と「Ｈ２Ｎ２」系統と呼ばれる４種類のヒトとブタのインフルエンザウイルス株の祖先であることがわかった。しかし、それは１９１８年に出現した当時には新規のウイルスであった。そのウイルスがヒト由来のもので、のちにブタに飛び火した可能性は考えられる。しかし、そう断定するには十分な情報がなく、またどの時点でヒトとブタの系統に分岐したのかも明らかになっていない。こうしたなか、専門家たちは現代のブタとヒトのインフルエンザの遺伝的類似性、および長期にわたり確認されているこれら二つのインフルエンザの関連性から、繰り返し発生する動物インフルエンザとヒトとのインフルエンザ・パンデミックは、ブタが媒介役となって引き起こされているのではないかとの結論に至った。

しかし１９９７年、事態が変わった。その年、「Ｈ５Ｎ１」として知られる香港で発生した毒性の高い致命的な鳥インフルエンザにヒトが直接感染したのである。これまでのところ、「H5N1」は鳥からヒトへの感染のみに限られ、ヒトからヒトへの伝播はまだ決定的には発生していない。つまりA型インフルエンザの最大の宿主は実際には鳥類、具体的には水鳥であるということが徐々に明らかになってきている。鳥インフルエンザがヒトに直接伝播するという発見は、従来考えられていたインフルエンザの感染モデルや、かつて「鳥インフルエンザが人間にうつることはあり得ない」と考えていたウイルス研究者や公衆衛生の専門家の主張を覆した。さらにA型インフルエンザは動物と人間との間で伝播し合う能力に加え、連続抗原変異と呼ばれるプロセスを介して急速かつ頻繁に変化する（毎年秋に新しいインフルエンザワクチンが必要な理由はそのためである）。そして異なるウイルスの株が新しい株をつくるために混ざり合うと、連続抗原変異の一つの形態であるウイルスの「再集合」が起きる。1918年、1957年、1968年のインフルエンザ・パンデミックでは、まさにこの現象が起きたのではないかと考えられている。将来的には、「H5N1」もヒト対ヒトで伝染できるかたちに変化し、感受性宿主の集団で新たなパンデミックを引き起こす可能性がある。

インフルエンザの変異する性質から、ある著名なインフルエンザの研究グループは2010年に次のように記述した。「ヒトや動物の監視体制の強化や大規模なウイルスの遺伝子情報スクリーニングなど、多くの分野で進歩が続いているにもかかわらず、２００９年に新型インフルエンザ〈Ｈ１Ｎ１（２００９）〉が突如出現したように、インフルエンザのパンデミックを予測・予防する能力はおそらく5世紀前より進化していないであろう」。

インフルエンザについてはかなりのことがわかってきている一方、まだ不明な点も多い。そのとらえどころのなさに加えてインフルエンザの迫力ゆえに、私たちは自らの無力を思い知らされる。１９１８年のインフルエンザは、病気の原因の発見や治療法の開発が可能となった近代医学が自信を新たにしていた時期に現れた。しかし、その後１９４０年代以降にワクチンが開発されるまで、人々はインフルエンザにまったくもって太刀打ちできなかったのである。

しかし、医学はその事実を知らなかった。１８９０年代初頭、インフルエンザは、プファイファー菌（発見者であるドイツの感染症研究者リヒャルト・プファイファーの名前に由来）という細菌による感染症であるとの誤った考えがあった。インフルエンザ・パンデミックの間、多数のワクチンが開発され、数多の治療法も試されたが、いずれも効果はなかった。細菌学は役に立たなかったのである。インフルエンザはウイルス学が十分に成熟した１９３３年になって初めてウイルスによって起こることが解明された。インフルエンザが大流行していた頃には、病気の発症を防ぐ手立ても、治す手段もなかったのである。

植民地においても、近代医学の効果は当時頻繁に批判され、近代医学が排除しようとした現地の伝統医療と大差はなかった。植民地当局と駐在員の医師が効果のない西洋医学に不満を示したことから、現地の人々と伝統医学の治療師との間の絆を強める結果となった。ボンベイでは、アーユルヴェーダとユナニー医学への関心が再び高まった。シエラレオネでは、植民地当局のインフルエンザ対策について現地紙『シエラレオネ週報（*Sierra Leone Weekly News*）』が社説を掲載し、「この疫病は我が国の歴史のなかで新たな出発点を示した。それはこれまでより10倍も明白になっている。我々の福祉は、我々自身が立ち上がり、自らを助ける方法を実践することにある」と批判した。実際に効く治療はなかったが、それでも現地の医師たちはさまざまな「治療法」を施した。南ローデシアのベリンギーの原住民の統治を担当していた監督官は、「肺炎治療合成薬」、すなわちからし軟膏《なんこう》・ヒマシ油・ブランデーを混ぜたものが「驚くべき効果」を発揮したと称していた。またほかの植民地では、パラフィンと砂糖を使った治療も試された。

当初こうした治療法の効果に確信をもった植民地の管理者や医師たちであったが、アフリカ人たちがそれらの治療薬をいんちき薬と見なしていたことをやがて認めざるを得なかった。原住民の統治を担当していた部局によると、当時植民地の医師や診療所は原住民に対して伝統医学を放棄するよう奨励する取り組みを進めていたが、原住民が「西洋医学の有効性に対してまったく信頼しなくなった」ことから、こうした取り組みも下火になっていったのである。西洋医学はアフリカ人にとって死や病気を連想させた。南ローデシア州の一部では、アフリカ人が恐ろしい感染者隔離病棟に送られることや、病気よりもさらに有害な薬を与えられることを恐れ、インフルエンザの流行を隠していた。しかしこれは、こうしたアフリカでの対応や、西洋医学の代わりとして行われたアーユルヴェーダが効果的であったことを意味するものでは決してない。むしろ、それらはいずれも効果がなかった。どんな対策もインフルエンザの流行を止めることはできなかったのである。

南アフリカのブルームフォンテーン市では、インフルエンザの感染が確認された当初、落ち着いた反応を示していた。市はきわめて安全な場所だとされており、現地のガイドブックでも「南アフリカの療養所」と紹介されていたほどであった。10月初旬、西アフリカでインフルエンザにより死者が続出した際にもブルームフォンテーン市の住民は感染しないと確信し、地元の新聞もインフルエンザを「ごく一般的、あるいはありふれたインフルエンザ」といってその危険性に疑問を呈していた。その答えはすぐにわかった。やがて街には遺体が積み上がり、病院は患者であふれ返るようになった。10月下旬、オランダ改革派教会の長老は「どうやら人類の終わりが来たようだ」と発言し、ショックを受けた市は対策を開始した。映画館や学校は閉鎖され、地元の薬剤師は「感冒の混ぜ薬」なるものを一般に無償で提供するよう指示された。黒人系南アフリカ人たちが、墓を掘るための労働者として召集された。

最も安定した保健インフラをもつ国家の一つであるイングランドは、最も脆弱な対応をとった国の一つであった。細菌学説に対する信仰に凝り固まっていた医師たちは、インフルエンザを克服することができると過信し、本当に効果のある予防措置や治療法がない実態を受け入れようとしなかった。それればかりか、多くの医療従事者は、恐怖感がインフルエンザを悪化させること、すなわち人々が逃げまどってさらに感染が拡大することになると考えた。公衆衛生当局は人々に冷静になるよううながした。このことが近代医学に対する彼らの過信と相まって、パンデミックの重症度の過小評価につながった。『ブリティッシュ・メディカル・ジャーナル（*British Medical Journal*）』をはじめとする学会誌も人々に静観をうながした。ある記事では、「疫病がはやれば、死者は必ず出る。そうした報告を発表するときには、不安をかき立てて我々の朝食を邪魔するより、もう少し慎重になったほうがよいのではないだろうか」との意見が登場した。また『マンチェスター・ガーディアン（*Manchester Guardian*）』の社説でも同様に、「恐怖はインフルエンザの最大の同胞であるので、人々が恐怖に駆られることを止めるならば、疫病を克服する一歩を踏み出すことになるであろう」と論じていた。特に第一次世界大戦の渦中において、インフルエンザに対する過剰な反応は顰蹙《ひんしゅく》を買った。その結果、『タイムズ（*The Times*）』紙が１９１８年12月に報じたように、「黒死病以来、かかる疫病が世界を席巻《せっけん》したことはないし、また、疫病がこれほど静かに受け入れられたことはない」ということになった。

医師の助言に基づき、ロンドンの自治体当局は映画館の換気をよくすることを命じたが、それ以外はほとんど何もしなかった。細菌学説は治療法や予防法が早期に開発されるという安心感を人々に与え、それを政府が固く信じていたために、インフルエンザの影響を最小限にとどめるための資源が十分に割かれなかったのである。加えて第一次世界大戦は、国民の気力を疲弊させていたし、対応にあたる医師（非常に多くの医師が戦争のため不在であった）やそのほか全般的な資源の不足を招いていた。国外で起こっている戦争と国内のパンデミックという両方の戦いに同時に挑むことは、イギリスにとって厳しいものとなった。自治体当局の医療関係の責任者であったアーサー・ニューズホルムは次のように書いている。

> 命や健康を脅かす危険があってもなお、「継続する」ことが主たる義務になっている国家的状況がこの国にある。この義務はインフルエンザの渦中で課せられていると同時に、軍需労働者や国家的重要性に関わる仕事に従事する労働者に課せられているの

である。もし感染者の隔離に加え、工場・事業所・兵舎・船舶内における感染者の厳格な締め出しや各労働者の作業スペースの拡充の義務化、例外のない過密状態の禁止が行われていたなら、一部の命が救われ、感染拡大が収束し、被害を抑えることができたかもしれない。しかし、「継続する」ことが必要不可欠であったのだ。

１９１８年秋、インフルエンザは数週間のうちにイギリスで25万人の命を奪った。戦争に気をとられていた医師などはそれほど深刻にインフルエンザの流行を受け止めていなかったが、多くの人々は

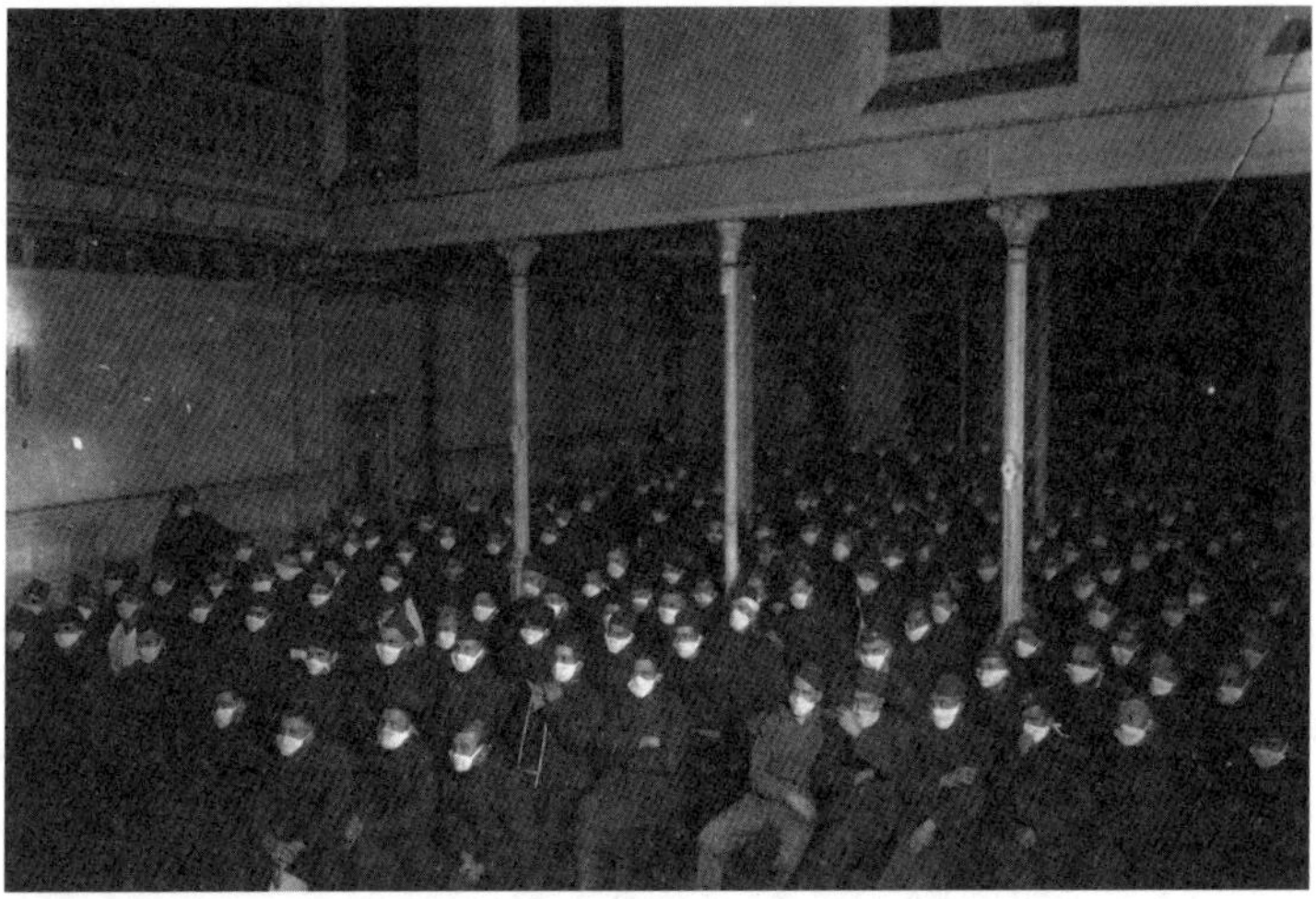

図8　第一次世界大戦時、インフルエンザの感染を恐れてフランスでは兵士たちがマスクをして映画を見ていた。

危機の大きさを認識していた。『タイムズ（*The Times*）』紙は「この災いは非常に甚大で至るところにありふれているがために、戦争の恐怖で満たされている私たちの意識がその存在から目を背けようとしている。インフルエンザは青々とした命の畑を横断するハリケーンのようにこの地を往来し、数十万人という若者を一気に奪い、この時代に考えられないほどの病人や衰弱しきった人々を残すこととなった」と書いている。

アメリカではインフルエンザが流行し始めた当初、公衆衛生当局が「インフルエンザはほぼ毎年発生する一般的なインフルエンザに比べ深刻ではない」としたパンフレットをつくった。感染者数が増加しても、ニューヨーク市の衛生局長は1918年10月初旬までインフルエンザが深刻ではないと主張し続けた。市は感染を抑制できると確信し、衛生局長が「恐怖は事態を悪化させるだけ」として、市民に落ち着くよう警告した。一方イタリアでは、民政局が国で最も影響力のある新聞『コリエーレ・デラ・セラ（*Corriere della Sera*）』紙に対し、国民の間で恐怖と不安が高まっているとしてインフルエンザの死亡者数の掲載をやめるよう強要した。初めは無頓着な行動をとっていたこうした自治体も、パンデミックの深刻さを認識し始めると、多くの国々が対策に乗り出した。しかし、それでも医学で感染を抑えることはできなかった。

そうした失敗にもかかわらず、近代医学の魅力が失せることはほとんどなかった。医学研究の革命的な進展は新しい段階を迎え、後戻りはできなかった。しかし、多くの医師や公衆衛生の専門家は、進んで自らの限界を認めた。１９１９年の第三波を振り返り、細菌学者ミルトン・J・ローズナウは、『アメリカ医師会誌（*Journal of the American Medical Association*）』に寄稿した記事のなかで「我々が何かを学んだとするなら、それは我々がこの病気について知っていることが不確かなものであるということだ」と書いている。当時こうした限界を認める発言は珍しいことではなく、少なくともアメリカでは絶望ではなく医学における新たな機会を意味していた。

　インフルエンザの影響を計ることは難しい。ほとんどの歴史的研究はインフルエンザ自体に焦点を当てており、その後の影響はあまり考慮されていない。インフルエンザ・パンデミックに最も関心を寄せているのは、歴史家ではなく生物医学の研究者である。「Ｈ５Ｎ１」および２００９年の豚インフルエンザのパンデミック発生時は、世界的な被害は予想されたほどには及ばなかったものの、その起源や１９１８年のインフルエンザ・パンデミックとの関係に関する膨大な量の研究が実施されることとなった。インフルエンザは、20世紀および21世紀のウイルス学に全般的に大きな影響を与えた。しかし、歴史学的な難問がいくつも残っている。確かに、いくつかの点においては明らかになったことがある。一つには、太平洋諸島を襲った災害の結果として、またニュージーランドと南アフリカがインフルエンザを届出疾患とするよう働きかけたことをきっかけとして、大英帝国全域におけるインフルエンザの監視・報告体制が構築された。この体制は第二次世界大戦後まで機能しなかったが、インフルエンザのパンデミックによって、より優れた国際的監視システムに対する関心が高まり、今日ではかなり堅牢なシステムが整備されるようになったことは確かである。

しかし、インフルエンザ・パンデミックは、文化や経済、政治、社会、人口動態にどのように影響をもたらしたのか。今わかっている範囲の情報では、アメリカにおいてはインフルエンザによる影響はほとんどなかったようである。パンデミックは忘れ去られ、人々の記憶や資料にも残っていない。いくつかの専門書を除き、インフルエンザがその時代に関するアメリカの歴史記述のなかで大きく注目されるということはほとんどなかった。しかし、2000万人近くが死亡したインドでも同じことがいえるだろうか。おそらくそうであろうが、はっきりしたことはわからない。

南ローデシア、ナイジェリア、ザイール、南アフリカなど、アフリカ大陸の多くの国々では、インフルエンザのパンデミックを機にペンテコステ派の教会が次々と設立された。たとえば、ナイジェリアのアラドゥラ教会とザイールのキンバングイスト教会は、神の指示を受けた預言者がインフルエンザの惨害から人々を救うために現れたときにつくられたとされている。インフルエンザの到来後に南ローデシアに登場したペンテコステ派の教会は、流行がすぎ去ったあとも長期にわたり存続した。

　南アフリカのブルームフォンテーンでは、インフルエンザにより公衆衛生法が直ちに変更されるとともに、想像以上の感染状況や衛生状態の悪さを目の当たりにした市が貧民救済政策を積極的に推進した。市の書記官および出納官は当時、「市民はインフルエンザによって明らかになった街のスラム化や腐敗に衝撃を受けた」と発言している。地元紙『フレンド（*Friend*）』は「直近の影響は、長期間手つかずのままであった社会改革の方向性に対する国民の関心が刺激されたことである。昨日には非現実的な夢物語とされていた計画が、今日緊急の課題として検討されている」と報じた。改革は以前にも提案されていたものの、パンデミックが起こり、ようやく市が動き出すかたちとなったのである。ブルームフォンテーン市長はインフルエンザ流行委員会に対し、「ブルームフォンテーンは長い間そうした社会改革計画を検討してきたが、インフルエンザの流行により事態が急転し、世論が刺激を受けている今、計画の実行に機が熟している」と話している。インフルエンザがほかの地域でも同様に社会改革やその他の生活上の変革をもたらしたのかは、現時点では定かではない。

　１９１８年のインフルエンザの大流行は一つの「事件」であった。マラリアや結核のように慢性的なパンデミックとは異なり、インフルエンザは一過性という特性がある。この点においてインフルエンザはむしろ天然痘やペストに似ている。もちろん、これら二つの感染症はもはや世界にとって脅威ではないが、インフルエンザは違う。

１９９７年にヒトへの感染が確認された「Ｈ５Ｎ１」や２００９年に発生した新型インフルエンザ「Ｈ１Ｎ１（２００９）」は、世界に１９１８年のインフルエンザ・パンデミックの再来を想起させた。新種のインフルエンザによる世界的規模のパンデミックはまだ起こっておらず、またいつ起こるかも予測できない。私たちはむしろ17世紀のイギリス人と変わりない。彼らはペストがどこかに存在し、息を潜めて人々を襲うときを待っていることを知っていたが、その再来を覚悟するよりなす術がなかった。ペストが発生する時期もなぜ起こるのかもわからなかったが、船で海外からもち込まれることで広まるということはほぼわかっていた。流行が起こる可能性を知ったらすぐにペストがもち込まれないよう身を守ることだけが唯一の予防策であった。現代においてはワクチンや堅牢なグローバル監視体制が整備され、さらにいくつかの場所では非常に発達した公衆衛生基盤が存在する。にもかかわらず、今日のインフルエンザ・パンデミックの予防については、いまだ港を不安そうに見守る17世紀のイギリス人と変わらないのである。

加えて、致死性の高いインフルエンザのパンデミックが起これば、世界の資源の乏しい国で結核やマラリアの蔓延を引き起こしている公衆衛生基盤の欠如、予防薬への不十分なアクセス、および免疫力の低下や合併症といった健康問題により、１９１８年のインフルエンザの大流行時に見たような、地域によって著しく異なる影響をもたらすことになろう。

今日インフルエンザという課題の大きさについては十分に認知され、１９１８年当時のウイルス学者や公衆衛生当局のような過度な自信をもつことはなくなった。一方でインフルエンザの危険性に対して世間の注目を集めることは難しくもある。多くの人々にとって、インフルエンザは単に風邪と同じものであるからだ。１９７６年の豚インフルエンザと２００９年の「Ｈ１Ｎ１」の被害は、公衆衛生当局が予想していたよりもはるかに小さいものであった。こうした状況が、致命的なパンデミックが起こる可能性に対する見通しの甘さに帰結するだろう。しかし、こうした見通しの甘さは間違いである。

7

HIV／エイズ

ＨＩＶ／エイズの到来は思い上がりの時代の終わりを告げるものであった。世界が恐ろしい感染症から解放されようとしていた矢先、ＨＩＶ／エイズという新種の感染症が出現し、感染症を撲滅する生物医学の力や疫病のない世界への希望に対する虚勢は消え去った。

ＨＩＶ／エイズは20世紀初頭から中央アフリカで静かに広がっていたが、１９８１年春にアメリカのロサンゼルス市とニューヨーク市の医師が、ニューモシスチス肺炎（免疫不全患者がかかりやすい真菌感染症）やカポジ肉腫（主に高齢者に多い希少ながんの一種）などの非常にまれな疾患が不自然に増えていることに気づいたことをきっかけに注目されるようになった。さらに不思議なことに、そうした希少疾患は性交経験をもつ同性愛者の男性に集中していた。そしてその翌年くらいからは、血友病患者や静脈注射による薬物の使用者などの集団、ハイチ出身の患者にも同様の傾向が認められるようになった。ベルギーの医師ピーター・ピオットは、アメリカの疾病予防管理センター（ＣＤＣ）のニュースを読み、自身が勤めるアントワープの診療所に訪れるアフリカの移民にも類似点があることを確認した。世界のほかの地域からもこうした原因不明のカポジ肉腫やさまざまな免疫疾患の症例が次々に報告され始めた。

これらの諸集団の関連は何なのか。なぜ彼らは、希少だが通常は健康な免疫システムで撃退できるような病気に罹患したのか。このことが生物医学界の注目を集めた。当初（残念なことに）、ＣＤＣはこの疾患をＧＲＩＤ（ゲイ関連免疫不全症）と呼んだ。１９８２年の夏、エイズ（後天性免疫不全症候群）という正式な名称がつけられ、以後これが定着した。その後まもなくして、１９８３年と１９８４年にフランスのパスツール研究所とアメリカの国立がん研究所がウイルスを特定した。それぞれが別の名をつけ、単独で発見したと主張した。しかし、すぐに医学界は一つの名に落ち着くこととなった。その名は「ヒト免疫不全ウイルス（ＨＩＶ）」であった。

　ＨＩＶ／エイズは現在までに世界で約３０００万人の死者を出し、感染者数も７５００万人近くにのぼる。今でも毎年数万人が新規に感染し、地球上の人が住む場所のすべてに存在している。しかし、その影響度合いはどの地域でも同じということではない。ＨＩＶ／エイズのすべての感染・死亡症例のうち3分の1以上はアフリカ南部で発生しているのだ。中東、ラテンアメリカ、日本、ヨーロッパの一部などの地域においては、ＨＩＶ／エイズは主に社会から疎外された人々の間で被害を及ぼしているが、中央・東・南アフリカでは人口全体に広がる健康問題となっている。２００４年、スワジランドの産科診療所のデータでは、妊婦における有病率は42・6パーセントに達していたことがわかった。

　ほかの疾患の病原体と比較すると、エイズが医学界で最初に話題になってからたった２

年後にＨＩＶが発見されたという事実は驚くべきことである。ペストの場合には原因の解明までに何千年もの時間を要した。ＨＩＶの早期発見をあと押ししたのは分子生物学、免疫学、ウイルス学の数十年にわたる進歩の甲斐あってのことだった。迅速なウイルスの同定および一見底なしとも思われるほどのアメリカ政府による医学研究費（アメリカはエイズ研究にほかのどの国よりもはるかに多くの研究費を費やした）が、早すぎるワクチン開発の予測をうながすとともに、現代医学の力に対する期待を一時的に高めることとなった。

　しかし、楽観視は続かなかった。ウイルスの特定だけでは不十分だからだ。ＨＩＶはいくつかの異なる特性をもつ複雑なレトロウイルスであることが判明した。実際には「ＨＩＶ-1」と「ＨＩＶ-2」という二種類のウイルスが存在する。「ＨＩＶ-1」はより一般的に見られるウイルスで、一方「ＨＩＶ-2」は主に西アフリカで蔓延し、動きが遅く伝染しにくい。「ＨＩＶ-1」はＭ、Ｎ、Ｏのグループに分かれ、さらに遺伝子別にＡ～Ｋの11のサブタイプが存在する。ＨＩＶ／エイズ・パンデミックを引き起こしたウイルスはグループＭ（Mainグループ）に属し、世界の症例の99パーセントを占める。さらに症例の大半（約84パーセント）がサブタイプＡ、Ｃ、およびＤで、うちサブタイプＣはアフリカ南部、インド、中国で多く見られることから、世界のＨＩＶの大部分がこれに当たるといえる。

「ＨＩＶ-1」「ＨＩＶ-2」はともに人獣共通感染症（ヒトに伝染した動物由来の感染

症）であり、「ＨＩＶ－１」はチンパンジーから、「ＨＩＶ－２」はスーティーマンガベイから別々に伝播したものである。ＨＩＶの遺伝的多様性は中央アフリカで最もよく見られている。中央アフリカではすべてのグループＭサブタイプが報告されており、同様にウイルスの遺伝的構成が異なる組換えウイルスも多く存在している。このような遺伝的多様性は、ＨＩＶが中央アフリカにおいて最も長く蔓延し、したがってパンデミックの起源であることを示している。「ＨＩＶ－１」は19世紀の終わりから20世紀の初め頃におそらく感染したチンパンジーの血液が猟師の体内に切り傷や開いた傷口を通じて入り込んだものとされている。１９２０年頃にはコンゴの首都レオポルドビル（１９６６年キンシャサに改名）まで感染が拡大していた。

　そこからＨＩＶは交通網の発展にともないアフリカ全土に広がった。さまざまな場所や時期に感染が急増した。植民地時代に行われた睡眠病、フランベジア、梅毒対策で注射針がよく使い回されていたため、注射を受けた多数の人々の間で感染が急拡大した。１９５０年代と１９６０年代には、殺菌されていない注射針で梅毒治療を受けた売春婦が感染したことから、広く人口全体にＨＩＶが広がっていった。ひとたび売春婦たちがＨＩＶに感染すると、１９６０年代に劇的な変化を遂げたレオポルドビルの街で、都市部への大量移住や失業率の悪化、売春行為の横行によりＨＩＶが蔓延した。次にそこからハイチへと伝播したが、その理由は、ユネスコ（国際連合教育科学文化機関）などのさまざまな国連機関に雇われた多くのハイチ人がコンゴとハイチ間を往来するようになったからであった。そして、ＨＩＶはさらに世界各国に広がっていった。

　ＨＩＶは非常に対策が難しい疾患である。レンチウイルスであるため、長い潜伏期間に非常にゆっくりと発症する。ほとんどのウイルスを含むすべての生物の遺伝物質はＤＮＡであるが、レトロウイルスであるＨＩＶの遺伝物質はＲＮＡ（リボ核酸）に含まれる。ＨＩＶが細胞に侵入するとＤＮＡに変換され、逆転写酵素と呼ばれる酵素を介してＲＮＡとして遺伝物質を複製する。ＤＮＡへの変換途中、ＨＩＶは自らの複製の際に非常に多くの間違いを犯し、そして突然変異する。ＨＩＶは非常に急速かつ予測不能に変化するため、ワクチン開発は困難で、現時点では不可能とされている。ＨＩＶは主に血液や精液などの、感染した体液を介して体内に侵入する。異性愛者同士の感染が最も一般的であるが、母子感染、殺菌処理をしていない注射針を使った静脈への有害薬物の注入、そして男性間の性交渉も主要な感染経路である。ＨＩＶは一度体内に入り込むと免疫系のＣＤ４細胞を攻撃する。特に重要なのは、ＨＩＶが異物や感染症に対して身体を防御する「Ｔヘルパー細胞」および、異物をキャッチして免疫システムにこれらの侵入者を認識させる「マクロファージ」の二種類のＣＤ４細胞を標的にしていることである。ＨＩＶに感染すると、体内でＨ

ＩＶ抗体がつくられ、ウイルスが検出可能となる抗体陽転という過程が起こる。ＨＩＶの感染力はウイルス負荷（量）によって測定され、ＨＩＶに感染した直後が最も感染力が高い。

ＨＩＶはＣＤ４数に基づいて四つの段階を経て進行する。健康な成人のＣＤ４数は血液１立方ミリメートルあたり１０００個以上である。ステージ１では、ＣＤ４数は通常５００個以上で、この段階では無症候だ。ステージ２では、ＣＤ４数が４９９から３５０まで低下し、体重減少や真菌感染症のような症状が現れることもある。ステージ３になると、ＣＤ４数が３５０を下回り、この状態では重度の免疫不全となり、多くの日和見感染症を発症しやすくなる。ステージ４はＣＤ４数が２００未満となり、本格的なエイズを発症する。ウイルスとしてのＨＩＶの主な特徴は、まさに本来ウイルスを撃退するはずの免疫システムを無効にしてしまうというその驚くべき複雑さと陰湿さである。

加えて、感染対策に影響する政治的、社会的要因も特徴的である。こうした要因には性的行動、性別、貧困、医療へのアクセス、政治的意志、またはその欠如が含まれる。しかしＨＩＶ／エイズは、生物医学界が「生物医学的解決策こそが最善であり、喫緊に求められている」と強く主張した科学的勝利主義の時代に登場したため、パンデミック対応における社会的側面と医学的側面の間には常に緊張関係があった。非常に大まかに言えば、生物医学界の対応は驚くべきものであった。ＨＩＶ／エイズのパンデミックがまったく新しい科学産業を生み出したのである。疾患の解明におけるブレークスルーが急速かつ頻繁に起こった。その結果、ＨＩＶ／エイズは20～30年と経たないうちに、ほぼ常に致命的で事実上治療できない不治の病から管理可能な慢性疾患へと変わった。

しかし、生物医学的なブレークスルーは必ずしも研究室の外の世界と同調するものではなかった。ＨＩＶ／エイズは現在治療可能な疾患となっているものの、治療薬へのアクセスは不均一であり、新規感染があとを絶たず、予防対策も部分的にしか成功していない。ＨＩＶ／エイズ・パンデミックの当初から、その対応には非常に多くの問題があった。たとえばアメリカでは、ＨＩＶ／エイズが主に性的経験のある男性同性愛者や静脈注射による薬物使用者の病気とされ、パニックや恐怖、道徳的な批難が社会で巻き起こった。ジェシー・ヘルムズをはじめとする保守派の上院議員は「エイズは罪深い行動に対する報い」として同性愛者の男性を批難した。公衆衛生上明らかに有効である注射針交換プログラムも、違法薬物使用をうながしていると受け止められ、常に論議をかもしていた。アメリカ食品医薬品局（ＦＤＡ）など多くの政府機関は対応が遅く非効率で、新薬の早期承認に遅れをきたしていると世論が批判の目を向けた。その結果、優柔不断な官僚への抵抗として「力の解放のためのエイズ連合」（ＡＣＴ ＵＰ）のような影響力の強い実効的なエイズ活動家の運動が起こることとなった。

安全な性行為の推進活動は、ＨＩＶ／エイズ予防として禁欲を求める人々からの反論を買った。売春行為を行う男性の間ではコンドームの使用が進まず、それどころか使用を拒絶する者さえいた。そして、アメリカで感染状況が横ばいになり出すと、コンドームの使用が減少していった。アメリカ以外の国では、パンデミックに対する政府の対応は非常に多様で、一括りにするのは難しい。受け身的な対応を示した国もあれば、より積極的なアプローチをとる国もあった。キューバはＨＩＶ陽性者を厳格に隔離するとともに、全国民の検査を義務づけた。アフリカにおいては、ウガンダが当初から積極的に対策に乗り出し、国民に性的パートナーの数を減らすことを呼びかけるキャンペーンを展開した。一方ジンバブエなどの国々は、ＨＩＶ／エイズが自国で蔓延していることさえも認めようとしなかった。

支出金額や論文発表の本数、新設された職種数、画期的発見の件数などで考えれば、ＨＩＶ／エイズ・パンデミックに対する生物医学界の反応は並外れたものであった。対して政治や社会の反応はそれほどでもなかった。ＨＩＶ／エイズ・パンデミックの初期に活躍していた著名な医師数名は２００８年に医学誌『ランセット（*The Lancet*）』に寄稿し、国際社会の対応について「大部分が遅れがちであり、ひどく不十分で断片的なうえ、矛盾している」と批難した。

状況がひどく放置された地域の一つは、ＨＩＶ／エイズ・パンデミックの起源であり中心地であったアフリカだった。理由はさまざまかつ複雑で、現地特有の内因によるものである。アフリカでは、そのほとんどが同性愛者の病気であるとされていたために、エイズに対する大きな偏見があった。ウガンダとセネガルだけは例外で、両国は公にエイズ対策を推進し、パンデミックの存在を認め、偏見をなくすことで流行を食い止めようと取り組んだ。南アフリカでは１９９０年代半ばにタボ・ムベキ大統領と当時の保健大臣がアメリカのエイズ否定主義者ピーター・デュエズバーグを支持し、「エイズはＨＩＶによって引き起こされたものではなく、したがって新薬も意味がない」と主張したことをきっかけにエイズ否定主義が頂点に達した。

ＷＨＯは事態の深刻さに気づくのが遅すぎた。ＨＩＶ／エイズのパンデミックが発生して４年が経過したのち、当時のハルフダン・マーラー事務局長は「エイズはアフリカで山火事のように広がっているわけではない。毎日何百万人もの子どもたちが死んでいるのはマラリアのような別の病気だ」と発言し、まだＨＩＶ／エイズを優先事項とは考えていなかった。そのうえ、ＨＩＶ／エイズはアフリカでは大きく状況が異なっていた。ＨＩＶ／エイズの主な研究拠点となっていたアメリカとヨーロッパの多くでは、ＨＩＶ／エイズは同性愛者の男性と静脈注射による薬物使用者の間で最も多く流行していた。そのため、生物医学研究や政策は、研究が行われていた国でのそういった主な疾患特性に焦点を当てて展開されていたのである。異性愛者の伝染は当初まれであったため、感染拡大の要因となるとは考えられてなかった。アメリカではエイズが主に「リスクの高い」グループに限られて起こることが明らかになってくると、一部の人々は安心感を覚えた。人々が恐れた異性愛者におけるエイズの感染爆発は起こらなかった。

　このことはアフリカに多大な影響をもたらした。アフリカで急増する異性愛者間のパンデミックの実態（コンゴで実施された先駆的なエイズ研究「プロジェクトＳＩＤＡ」が詳細な報告書をまとめて明らかになった）は、アメリカで異性愛者間の伝染が重要ではないと考えられていた当初は世間から注目されることはなかった。同様に女性に対するＨＩＶの影響も調査されることはなかった。ＷＨＯがエイズ特別対策本部（ほどなくしてエイズ世界対策本部＝ＧＰＡに改称）を立ち上げた１９８７年時点では、ＨＩＶ／エイズ・パンデミックは衰えることなく静かに拡大していた。

　ＧＰＡが創設され、コンゴの「プロジェクトＳＩＤＡ」を推進し、のちにＨＩＶ／エイズ分野の伝説的人物と称されたジョナサン・マンが指揮官に就任すると、世界的なエイズ対策はそれまでにないほど注目を集めることとなった。ＷＨＯへの寄付が急増し、ＧＰＡはウガンダやタイの政府と協力して感染を劇的に抑え、マンは非政府組織からの援助獲得に成功した。また、GPAはHIV／エイズを人権問題としてとらえ、偏見を減らし、個人がHIV／エイズにより差別や迫害を受けることのないよう訴えた。さらにWHOがHIV陽性患者における結核リスクの大きさを認識したことで、一時期には結核対策とHIV対策とを同時進行しようとする試みも行われた。WHOのなかでも最も規模が大きく最も多くの予算が割かれたGPAはおおむね自律的に運営されていたが、一部それが理由で衰退していった。1987年秋、国連総会でマーラー事務局長とマンが演説を行い、歴史上初めて国連総会の議題にHIV／エイズが取り上げられた。WHOは世界のエイズ対策の牽引役であった。

しかし、HIV／エイズに対する注目は長くは続かなかった。マンはマーラー事務局長の後任である中嶋宏事務局長と繰り返し衝突し、1990年に辞任した。GPAは勢いを失い、まもなく閉鎖された。エイズ対策は活動を一元化させることを目的に新しい機関であるUNAIDSに移行された。マンの在任期間の終わりから、UNAIDSが十分に機能するレベルに達するまでの間に（とはいえGPAほどには到底至らなかったが）、世界のHIV／エイズ対策はリーダー不在のまま迷走した。

だが、世界の状況に留意しようとする者もあまりいなかった。人々は自国の感染状況にばかり焦点を当て、アメリカのエイズ活動家運動もアメリカ政府も途上国でのエイズ問題を事実上無視した。そして悲劇的なことに、同じ時期にアフリカでパンデミックが飛躍的に拡大し始めた。エイズはＧＰＡが発足して初期の頃、一時的に国際社会の舞台を席巻《せっけん》し、人々の注目を集めた。そして１９９０年代初頭になると大多数の症例が途上国で報告されていたにもかかわらず、途上国のＨＩＶ予防に対する費用は世界のエイズ対策支出の６パーセントにすぎなかったのである。根深い怠慢と臆病な政治的計算のため、多くの貴重な活動が１９９０年代に失われた。ＵＮＡＩＤＳは同組織が出版した世界におけるＨＩＶ／エイズ・パンデミック対策の歴史に関する書籍のなかで「（最初の症例が発見されてから10年半の間）世界のあらゆる分野のリーダーたちは拡大し続けるＨＩＶ／エイズという新たなパンデミックに驚くほど無関心であった」と容赦なく批難した。

　状況の放置に加え、途上国に対する全般的な援助も１９８０年代から１９９０年代にかけて劇的に減少した。レーガン政権時代のアメリカをはじめ援助国がＷＨＯへの資金拠出を拒むようになった（しかしＧＰＡについては例外的にしばらくの間、特定の活動費用として資金が拠出された）。新自由主義の経済政策により、各国は多額の債務負担を返済するために緊縮財政を受け入れざるを得なくなった。ＩＭＦや世界銀行による構造調整計画の導入要請は途上国でそもそも厳しい国家予算をさらに圧迫し、途上国政府が援助を最も必要としているときに、ＨＩＶ／エイズは経済的に大きな重荷となった。その影響は衝撃的であった。途上国の政府の医療費は劇的に削減され、多くのアフリカ諸国では、ほとんどの患者が払えないような高額の治療費の負担を患者に求めるようになった。

加えて、この数年間には世界銀行が影響力を増し、ＷＨＯが無力化していた。ＧＰＡが開設された１９８７年から、世界銀行は医療介入の費用対効果を評価するという新自由主義の原則に基づき、保健プログラムへの資金提供を増やしていった。こうした考え方はまた、多くの国々で国家の公衆衛生事業予算の急激な縮小につながった。保健プログラムの資金調達において世界銀行の存在感が大きくなるにつれ、当然のことながら、プログラム自体に対する彼らの影響力もますます高まっていった。そうした影響力の一つは、疾患対策プログラムを費用対効果でとらえるという考え方であった。この保健プログラムの優先度を判断するという新たな手法は、世界銀行の１９９３年の『世界開発報告：人々の健康に対する投資（*World Development Report: Investing in Health*）』で初めて登場した。このことについて『ランセット（*The Lancet*）』は社説を掲載し、「世界の保健におけるリーダーがＷＨＯから世界銀行へとシフトした」と言及した。世界銀行はＤＡＬＹｓ（障害調整生存年）という指標を用い、経済に及ぼす悪影響が最も大きく、治療コストが比較的低い疾患を特定した（この手法はのちにＷＨＯでも取り入れられた）。エイズの治療はこうした手法で評価した場合、どう見ても費用対効果が高いものではなかった。新たに開発された抗レトロウイルス薬は高価だったため、低所得国では費用対効果が低かったのである。コンドームなど感染予防の活動のなかには費用対効果がよいとされるものもあったが、実質的効果は見込み薄であった。

　したがって、途上国は奇妙かつ困惑すべき状態にあった。北半球の先進国では、非常に有効な抗レトロウイルス療法（ＨＡＡＲＴ）という治療法開発への希望が見え始めていたときに、南半球の途上国ではその治療法が使えないというのだ。新薬はコストが高額すぎるからである。他方、途上国においては感染を予防するほうが、費用対効果が優れているとされた。同様の理由により、アメリカでも政府が社会的介入を軽視し、生物医学的な解決策に固執したために、結果として効果的な生物医学的介入がそれを最も必要としている人々に届かないという事態につながった。

　１９９０年代は「怠慢」と「機会の喪失」の時代だった。１９９０年代のＨＩＶ／エイズに対する国際政治の対応は不十分であった。しかし生物医学においては違った。１９９５年および１９９６年には、世界初のプロテアーゼ阻害剤（第1号はサキナビル）およびネビラピンをはじめとする非ヌクレオシド逆転写酵素阻害剤という二つの新しい種類の抗レトロウイルス薬が発見され、臨床試験を経て発売された。バンクーバーで開催された第11回国際エイズ会議では、これら二種類の抗レトロウイルス薬を三剤併用することによりＨＩＶウイルスを抑制し、患者の免疫系を回復させることが可能であるとの研究結果が発表された。

死刑判決のようであったＨＩＶ／エイズはもはや致命的な病ではなくなった。抗レトロウイルス薬の一種ネビラピンはＨＩＶ／エイズを治療するだけでなく、母子感染の予防に対しても効果があった。母親から子への感染は困難な問題であったが（今でも困難であるが）、出産直前の母親および誕生直後の子にネビラピンを投与することで母子感染を劇的に減らすことができる。ネビラピンへのアクセスが最もよく確保できた国々では、母子感染による感染率が大幅に低下した。しかし悲劇的なことに、南アフリカではタボ・ムベキ大統領がエイズ否定主義を支持したことにより、２００２年に憲法裁判所が介入するまで、産婦人科ではネビラピンが使用できなかった。

新薬が登場したことで、エイズは対応可能な慢性疾患となり、パンデミックの流れが変わるかのように思われた。しかしながら、新薬は高価で多くの人々の手には届かないものであった。費用は年間1万ドルから1万５０００ドルもするうえ、薬は一生服用する必要がある。保険適用が必要不可欠であった。一方アメリカでは、エイズ関連の死亡率は１９９０年代後半から低下し始め、１９９６～１９９７年の間だけでも46パーセント減少した。国内の流行は緊急性が低くなり、国際的なパンデミックは事実上無視されたままとなった。

加えて、一部の国際保健の指導者の間では、医療体制が整っていない途上国でのエイズの治療薬投与プログラムは費用対効果も実現可能性も低いとする議論が巻き起こった。『ランセット（*The Lancet*）』はこの問題について二つの主張を掲載した。最初の主張は「サハラ以南のアフリカにおけるＨＩＶ感染予防の費用対効果と多剤併用療法（Highly Active Antiretroviral Therapy：ＨＡＡＲＴ療法）に関するデータは感染予防対策がＨＡＡＲＴよりも少なくとも28倍も費用対効果が高いことを示している」というものであった。もう一方の主張は、「最も費用対効果の高い介入はＨＩＶ／エイズの予防と結核治療であり、成人のＨＡＡＲＴ療法および保健施設が提供する在宅ケアは最も費用対効果が低い」とするもので、治療と予防は相互に相容れないものとみなされた。ＨＩＶ／エイズ対策が行われていた多くの地域では、そうした厳しい選択は必要であると考えられていた。さらにＵＳＡＩＤの長官はアメリカ議会の下院で、「アフリカ人は薬があったとしてもほとんど管理ができない。理由はさまざまあるが、特に彼らは時計を着用しないということがある。アフリカ人は時間に対する感覚が異なるため、服用スケジュールを遵守することができないだろう」と発言した。

しかしその後、構造的転換が起こった。21世紀への転換期に、パンデミックに対する新しい考え方が生まれ始めた。グローバルヘルスがアメリカ政府やビル＆メリンダ・ゲイツ財団などの慈善活動団体の優先事項に採択されたのである。たとえば、２０００年にアメリカ政府が助成した抗レトロウイルス療法（ＡＲＴ）提供活動では治療を受けたのが世界で数百人足らずであったが、２００９年９月にはアメリカ国務省が世界で２５０万人の患者にＡＲＴを提供すると発表した。

こうした資金面や関心の変化はなぜ起こったのか。その理由は医薬品に関する政策とコストである。１９９０年代、薬剤耐性結核やＡＲＴの第二選択薬の多くは非常に高価であった。国際保健の専門家の多くは、高額な薬の価格を人為的なものではなく、固定された費用として受け入れていた。１９８０年

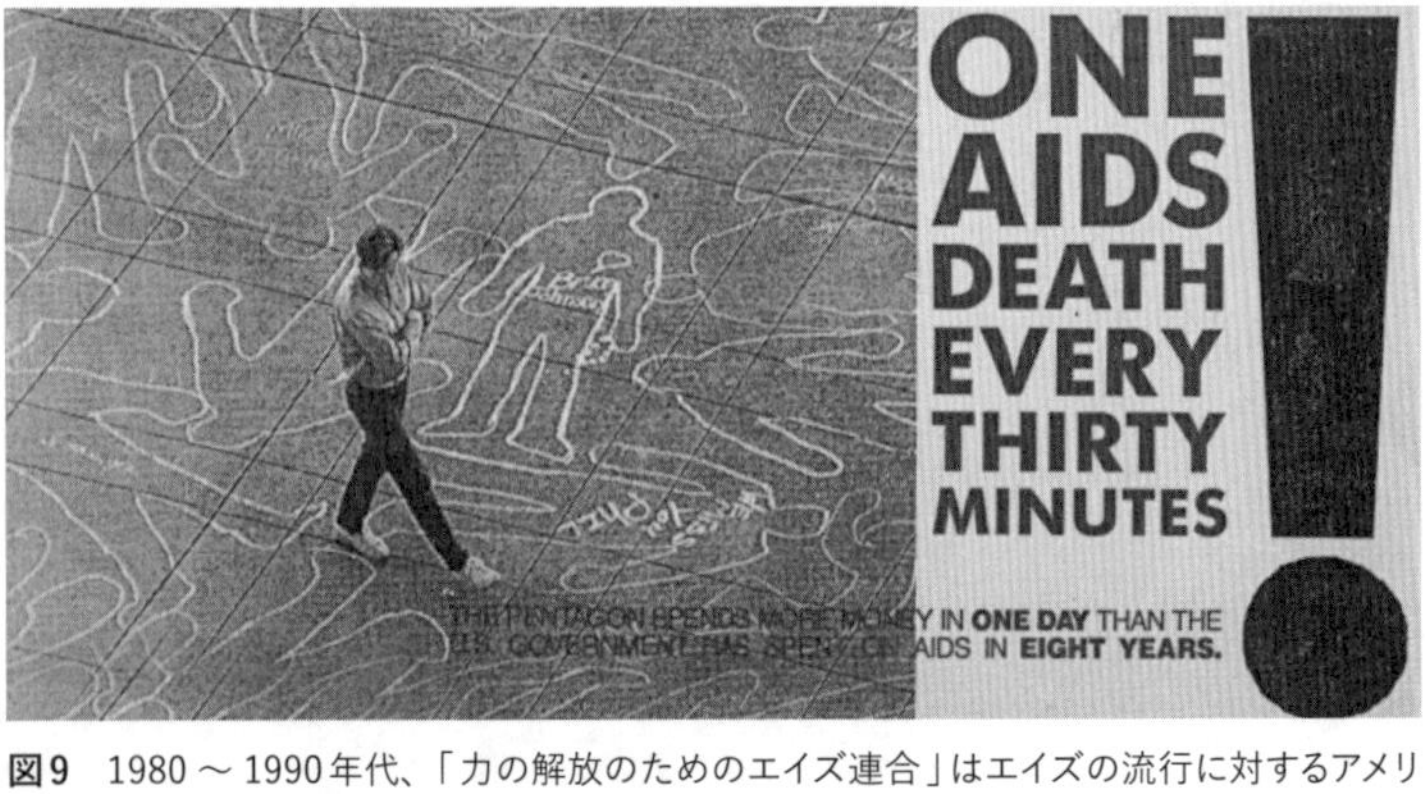

図9　1980～1990年代、「力の解放のためのエイズ連合」はエイズの流行に対するアメリカの不十分な対応を指摘し、注目を集めた。

代初頭、アメリカで創設された「力の解放のためのエイズ連合（ＡＣＴ ＵＰ）」が治療薬へのアクセス問題を中心としたエイズ・アクティビズムを展開した。１９９０年代後半には南アフリカで新世代の活動家が登場し、抗レトロウイルス薬へのアクセスやＨＩＶ／エイズ対策について厳しく追及した。治療薬のコストが高すぎるとはどういう意味か。意思決定者は誰か。価格は誰が決めているのか。活動家たちは、「高い価格が人によって設定されたものであるならば、価格を下げることもまた人によってできるはずだ」と主張した。そして治療薬の価格が下がれば、治療薬の費用対効果が悪いという議論がなくなると訴えた。

多くの分野でさまざまな出来事が起こり始めた。人々が規則的に服薬をしないという認識を覆す研究が現れ始め、ＨＩＶ／エイズの予防対策と治療は相互に相容れないものだとする議論は終わりを告げた。ハイチと南アフリカ・ケープタウン郊外のカエリチャでそれぞれ２００１年に実施されたＨＡＡＲＴ療法の限定的な役割に関する二つの研究では、治療薬の投与を受けた患者がきちんと治療を続行していたことが証明された。このうちケープタウンの研究では別の発見もあった。それは治療薬へのアクセスが拡大したことで、ますます多くの人が検査を希望するようになったことである。つまり、人々は有効な治療法があると気づくと、続々と地域のエイズ対策センターに助けを求めるようになったのだ。

人々が自分の健康状態を把握し、治療を受けるようになるにつれ、感染は縮小していった。

ＨＡＲＴ療法は、リソースが乏しい環境でも実施できることが明らかになった。しかし、薬剤コストはまだ高いままであった。インドとブラジルでは、医薬品メーカーが安価な抗レトロウイルス薬のジェネリック医薬品を生産し、販売し始めた。しかし、それ以外の国々では医薬品特許によりジェネリック医薬品の製造ができず、製薬会社はアメリカ政府と世界貿易機関（ＷＴＯ）の支援を受けて世界におけるジェネリック医薬品の流通を制限しようと働きかけた。これに対抗しようと、南アフリカは「エイズなど公衆衛生上の緊急事態が発生した場合においては特許保護期間中の薬剤であってもジェネリック医薬品の生産や輸入を許可する」とした医薬品法案を１９９７年に可決した。

翌年、南アフリカの医薬品法案が知的財産権を侵害しているとして、製薬会社39社が南アフリカの裁判所に提訴した。活動家、取り分け「治療行動キャンペーン（ＡＣＴ）」は、人道的な観点から人々に治療薬を提供すべきだという議論とは別に、そもそも治療薬の価格が製薬会社の研究開発費に比べても高すぎると指摘した。

製薬会社を支持したアメリカのクリントン政権は南アフリカの医薬品法が「特許権を否定する」可能性があるとして、南アフリカを制裁措置の一段階手前である「監視リスト」に追加した。同政権のアル・ゴア副大統領が大統領選への出馬を表明すると、抗議者たちが突然、「ゴアの強欲は命を奪う。アフリカにエイズ治療薬を」というメッセージを掲げてデモを起こした。抗議活動はアメリカ各地に広がり、それから3カ月のうちにアメリカ政府は立場を逆転させ、諸外国にブランド医薬品のみを購入するように圧力をかけることをやめ、こうした国々におけるジェネリック医薬品の輸入を認めた。2001年4月には、39社の製薬会社すべてが訴訟を取り下げた。こうして、治療薬アクセスのギャップを埋めるための安価なジェネリック薬流通の扉が開かれた。

　医薬品政策の変更に加え、ＨＩＶ／エイズ対策資金も大幅に増加した。そ

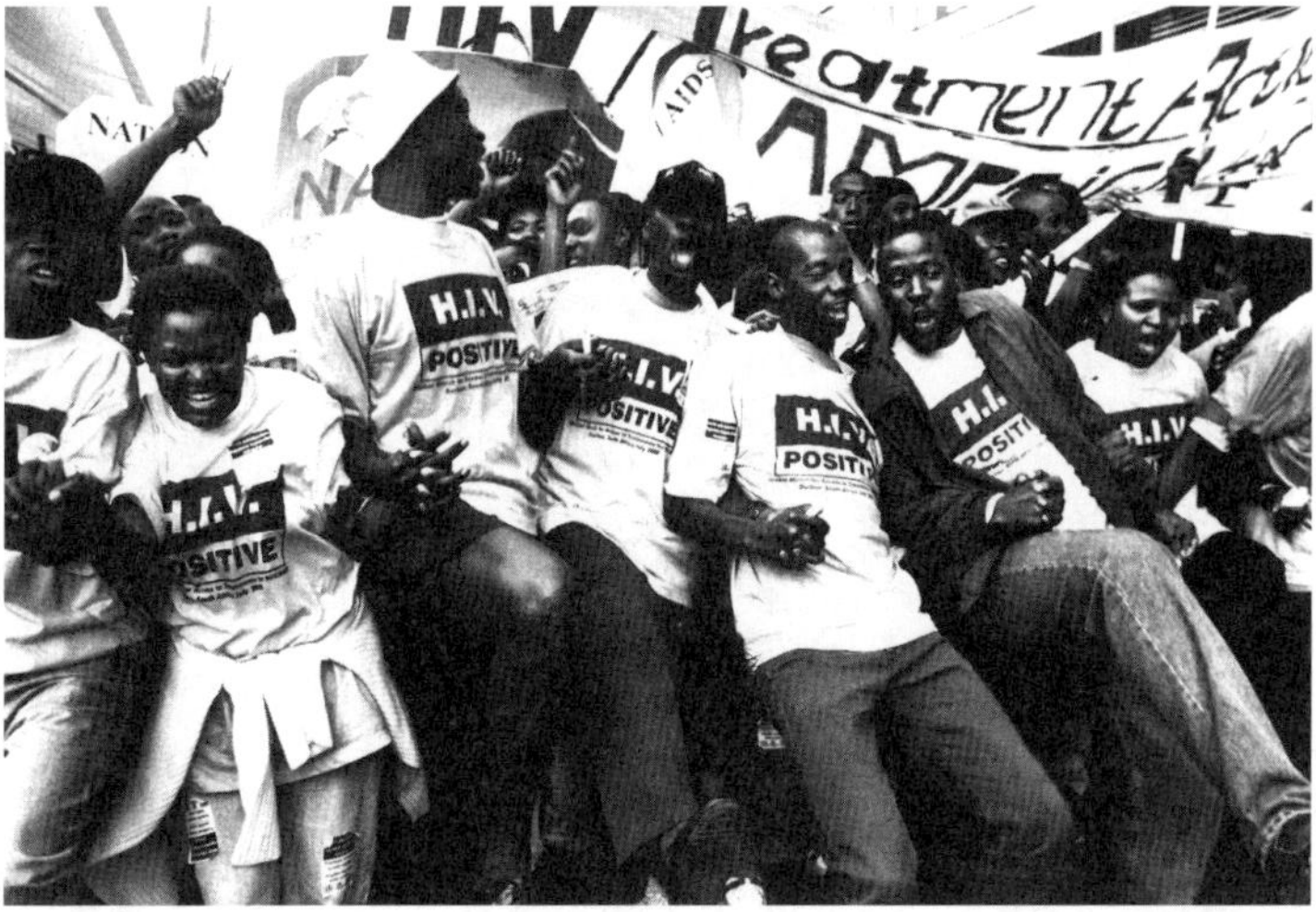

図10　2000年7月に南アフリカ・ダーバンで行われたHIV/エイズ治療薬の無償提供を求める「治療行動キャンペーン（ACT）」のデモの様子。この力強い画像は、一般的なHIV/エイズや無力な「アフリカの」エイズ被害者のイメージとは異なっている。

して、最大の資金提供の一つとなり、最大のサプライズでもあった政策は、ジョージ・W・ブッシュ大統領が２００３年1月28日に一般教書演説で発表した「大統領エイズ救済緊急計画（ＰＥＰＦＡＲ）」であった。ブッシュ大統領は演説で次のように述べている。

> エイズは予防可能である。抗レトロウイルス薬の投与により、エイズ患者の寿命を延長することができる。歴史において、これだけ多くの人々のためにこれほど多くの努力が費やされることはめったにない。国外での深刻かつ緊急的な危機への対応として、今夜「エイズ救済緊急計画」を提案し、これまでのすべての国際援助活動を超えた救済策を通じてアフリカの人々を支援する。エイズが最も深刻な影響を及ぼしているアフリカとカリブ海諸国の状況を変えるため、約１００億ドルの新規資金を含み、今後５年間で１５０億ドルをコミットするよう議会に求める。

ＰＥＰＦＡＲは、ウガンダで展開された活動を参考にしつつ抗レトロウイルス薬療法へのアクセスを迅速に拡大することを目的としたものであった。

21世紀に入り5年ほど経った頃、治療薬の価格の下落や資源不足の国々での治療の有効性に関するエビデンスの増加、草の根活動の展開、ＰＥＰＦＡＲなどの新しい資金源の登場などさまざまな要因が重なり、エイズ対策資金調達と治療の全体像が変わってきた。しかし、治療へのアクセスは依然として不均衡なままであり、一方で新規感染者は発生し続け、アクセスの拡大がパンデミックを食い止めるためにますます必要になっている。資金提供も不安定で、いまだに社会的偏見と理解の欠如により状況が進まない。エイズをめぐる諸問題の抗議活動が最も盛んで、治療へのアクセスが最もよいといわれてきたアメリカでさえ、ワシントンＤＣなどの州におけるアフリカ系アメリカ人の男女のＨＩＶ陽性者率は白人人口における割合をはるかに上回り、２０１３年には新規感染者の75パーセントが黒人となった。同様に、アメリカにおける現在のＨＩＶ／エイズの罹患者はその75パーセントが黒人である。２０１５年にインディアナ州の農村部で静脈注射による薬物使用者の間でＨＩＶの集団感染が発生した際、一部の薬物中毒者が地元の診療所を出入りすることでゲイであると誤解されることを恐れて検査を拒否するという事態が起き、社会的偏見がいまだ大きな問題であることが露呈した。薬物使用者の多くはエイズが治療可能であることも、また注射針を使い回すことのリスクも知らなかった。

　ＨＩＶ／エイズは薬の価格やアクセスに影響を与え、健康と人権との関係性を主張する活動家による活発で本質的な運動を生み出し、世界の保健問題に根本的な意味での変革をもたらした。ＨＩＶ／エイズのパンデミックはまた、病気のない世界はありえないという事実を鮮明にした。そして私たちが機会やアクセスがまったく異なる世界に住んでいるという事実をも思い知らせることとなった。ＨＩＶ／エイズの患者が途上国に圧倒的に多いことがそれを証明している。ほかの疾病のパンデミックと同様、ＨＩＶ／エイズの世界的な疾病による負荷は、最もそれに抵抗することができない人々にのしかかっているのである。

おわりに

私たちはこうした歴史を知ってどうすればよいのか。過去の経験や歴史のすべては現在への予告なのか。そうであるともいえるし、そうでないともいえる。２０１５年の春、世界保健機関（ＷＨＯ）はエボラ出血熱に対する対応の遅さを認める声明を発表し、その経験から得た多くの「教訓」を公表した。それは衝撃的な文書であった。何が衝撃的であったかというと、その教訓のなかには２０１５年にしてようやく「地域社会と文化から学ぶことができた」というような内容が含まれていたのである。エボラ出血熱が感染地域の人々や彼らの知識の価値を知らしめることとなったというのは驚くべき事実である。またＷＨＯは「キャパシティ（対応能力）の重要性」、つまり世界には疾患の流行を扱う対応能力がないことについても学び、さらに「市場原理に基づくシステムでは顧みられない疾患に対応するための物資を提供することができない」ことを思い知らされたという。しかし、なぜエボラがこれらを学ぶきっかけとなったのか。ＷＨＯはまた、マラリア対策や妊産婦死亡率の低下から得られるメリットが、「脆弱な医療体制上」では実質的な成果を得られないことも認識したという。これらの教訓は本当に２０１５年にならなければわからなかったことなのであろうか。

私はＷＨＯを追及するつもりはない。第一、ＷＨＯ自体も自らの間違いを認めていることは称賛に値する。しかし、ＷＨＯは良くも悪くも、国際保健分野の見解の代弁者であり、彼らが学んだ教訓について私が意見することは許される行為であろう。つまり、私の意見はこうだ。「ＷＨＯが学んだすべてのこと（ある部分では再認識したこと）は過去に目を向ければ収集できた情報である」。彼らの教訓は何ら新しいものではない。病気の流行やパンデミックの歴史は何世紀にもわたりそうした教訓を与えて続けてきた。歴史に対する認識のなさにはいらだちを覚えるが、それは私が歴史家であるという理由からだけではない。無駄で非効率であるために、悔しさが募るのである。そしてそれは、傲慢と甘さという致命的な組み合わせをもつくり出す。単に教訓を学ぶことによって未来が変わるとするのは甘い考えであり、誤りを認めようとすることがやがて過去の過ちから学びを得ることになると仮定するのは傲慢である。ＷＨＯをはじめ世界の保健に携わる機関は自身に問う必要がある。間違い自体の根源は何であるのか。そうした間違いが起こったという事実が重要である一方、なぜその間違いが起きたかという理由を知ることはもっと重要であるということを。

　パンデミックがこの世から消えることはない。今後もっと多くのパンデミックが間違いなく発生する。インフルエンザのような古くて身近な「敵」がパンデミックと化したり、あるいはヒトの間に広がった人獣共通感染症が新たなパンデミックを引き起こしたりすることもあり得る。将来のパンデミックに世界はどのように立ち向かうのか。おそらくはるか昔に確立されたパターンが再び繰り返されるだろう。だが、地球規模の気候変動をはじめとする新たな課題は、将来のパンデミックやそれらに対する私たちの対応能力にどう影響するのであろうか。気温の上昇により、たとえば病気を媒介する蚊がこれまでとは違う場所に生息するようになることは想定可能である。現に2016年の初めには過去最高気温を記録した、ラテンアメリカとカリブ海諸国でネッタイシマカが大量発生し、この蚊（一般的には黄熱病蚊と呼ばれる）によって伝播するジカ熱の感染が爆発した。地球上のほかの場所でも気温が上昇していけば、ジカ熱はさらに北へと移動していくだろう。海水温の上昇により、コレラの発生地域の拡大につながる恐れもある。このほかの感染症についても、数々の研究により示唆されている中央アジアの気温の周期的な上昇と中世後期に起こったヨーロッパでのペストの大流行との関連性からも見てとれるように、気候変動との歴史的なつながりに一層注意を払っていく必要がある。

今後、世界が見守るなか、エボラ出血熱対策のため勇敢にたゆまぬ努力をした、国境なき医師団のような非政府組織がパンデミックの初期対応を担っていくのか。それとも、WHOは失われた地位の一部を取り戻すのだろうか。いずれにせよ一つ確かなことは、今後深刻なパンデミックに直面した場合、途上国の公衆衛生インフラの多くにとっては非常に大きな負担になるということだ。未来のパンデミックで起こり得る被害を軽減するための確実な方法の一つは、堅牢な公衆衛生インフラ構築のための投資をそれが不足している場所で行うことである。これまでと同様に、パンデミックや流行病の被害は今後もそうした病気への対応力が最も乏しい場所でより深刻化するであろう。単純な常識のように聞こえるかもしれないが、エボラ出血熱の流行をきっかけにＷＨＯが得た「教訓」は、こうした実態がいまだ日常的に忘れ去られていることを明らかにしたのである。

図の出典

引用元

はじめに

パンデミックの判断基準について：

David M. Morens, Gregory K. Folkers, and Anthony S. Fauci, "What Is a Pandemic?," *Journal of Infectious Diseases* 200, no. 7 (2009): 1019-20.

今日のエピデミックに関する議論における歴史活用の意義：

Sanjoy Bhattacharya, "International Health and the Limits of Its Global Influence: Bhutan and the Worldwide Smallpox Eradication Programme," *Medical History* 57, no. 4 (2013): 486.

第1章　ペスト

第一のペスト・パンデミックの様子に関する引用文：

Lester K. Little, "Life and Afterlife of the First Plague Pandemic," *Plague and the End of Antiquity: The Pandemic of 541-570*, ed. Lester K. Little (Cambridge, UK: Cambridge University Press, 2007), 9.

ペスト・パンデミックの事実解明に動物学，考古学，分子生物学などの分野を用いる必要性：

Michael McCormick, "Rats, Communications, and Plague: Toward an Ecological History," *Journal of Interdisciplinary History* 34, no. 1 (2003): 25.

イギリスでの1回目のペスト・パンデミックについて：

J. R. Maddicott, "Plague in Seventh Century England," *Past and Present* 156 (1997): 50.

ラルフ・オブ・シュルーズベリー，パリの医学校の学者，小説『デカメロン(*The Decameron*)』，フランスのペスト・パンデミックの記録からの引用部分：

The Black Death, trans. and ed. Rosemary Horrox (Manchester, UK: Manchester University Press, 1994), 112, 163, 26-27.

ベネチアとフィレンツェでの状況について：
Ann G. Carmichael, “Plague Legislation in the Italian Renaissance,” *Bulletin of the History of Medicine* 57, no. 4 (1983): 511.

イングランドおよびイタリアでのペストによる労働力不足について：
John Hatcher, “England in the Aftermath of the Black Death,” *Past and Present* 144 (1994): 3-35.（イングランド関連）
David Herlihy, *The Black Death and the Transformation of the West*, ed. Samuel K. Cohn, Jr. (Cambridge, MA: Harvard University Press, 1997)（イタリア関連の引用文48-49ページ参照）
ジョン・ド・ウッドハルの引用文：
イングランド・チェシャーのドレイクロウ王立荘園の1349～1350年勘定書より引用（出典：Document 94 in Horrox, *Black Death*, quote on 283.）

イブン・アル＝ハティーブの引用文：
John Aberth, *The First Horseman: Disease in Human History* (Upper Saddle River, NJ: Pearson, 2007)

リチャード・リークおよびスティーブン・ブラッドウェルの引用文：
Paul Slack, *The Impact of Plague in Tudor and Stuart England* (Oxford: Clarendon, 1985), 39, 27.

フランシスコ・ヴァイエスの引用文：
Vivian Nutton, “The Seeds of Disease: An Explanation of Contagion and Infection From the Greeks to the Renaissance,” *Medical History* 27, no. 1 (1983): 31-32.

過去のペストが実はペスト菌によるものではないという可能性について：
Samuel K. Cohn, “The Black Death: End of a Paradigm,” *American Historical Review* 107, no. 3 (2002): 737.

ロンドン疫学会会長の引用文：
Mark Harrison, *Contagion: How Commerce Has Spread Disease* (New Haven, CT: Yale University Press, 2012), 185.

インドの英字紙『マラータ』および19世紀インドの公衆衛生長官の引用文：
David Arnold, *Colonizing the Body: State Medicine and Epidemic Disease in Nineteenth-Century India* (Cambridge, UK: Cambridge University Press, 1993), 212, 232.

第２章　天然痘

葛洪の引用文：
Donald R. Hopkins, *The Greatest Killer: Smallpox in History* (Chicago: University Of Chicago Press, 2002), 104.

フィレンツェ絵文書の引用部分：
John Mack Farther and Robert V. Hine, *The American West: A New Interpretive History* (New Haven, CT: Yale University Press, 2000), 22-23.

初期ニューイングランドのイギリス人入植者ウィリアム・ブラッドフォードおよびトーマス・ハリオットの引用文：
David S. Jones, *Rationalizing Epidemics: The Meanings and Uses of American Indian Mortality since 1600* (Cambridge, MA: Harvard University Press, 2004), 37, 26.

1696～1700年にかけて発生したアメリカ南東部全域における天然痘大流行について：
Paul Kelton, *Epidemics and Enslavement: Biological Catastrophe in the Native Southeast, 1492-1715* (Lincoln: University of Nebraska Press, 2007).

1630年代後半のアメリカ大陸における天然痘の大流行時にヒューロン族が生き残ったフランス人たちを「地球上で最も偉大な魔術師」と呼んだというくだり：
Reuben Gold Thwaites, ed., *The Jesuit Relations: Travels and Explorations of the Jesuit Missionaries in New France*, 1610-1791, vol. 19, *Quebec and Hurons: 1640* (Cleveland: Burrows, 1899), 91（本版はTomasz Mentrakによる電子転写版。最終更新日：2011年4月14日　http://puffin.creighton.edu/ jesuit/relations/relations_19.html）

ジャン＝バティスト・トルトーの引用文：
Colin Calloway, *One Vast Winter Count: The Native American West before Lewis and Clark* (Lincoln: University of Nebraska Press, 2003), 419.

ウィリアム・クラークとメリウェザー・ルイスの引用文：
The Journals of Lewis and Clark Expedition（Gary E. Moultonによる編集をもとにした電子版。http://lewisandclarkjournals.unl.edu/index.html）

第３章　マラリア

パナマの昆虫学者および『*Mosquito Control in Panama*（パナマにおける蚊対策）』からの引用文：
Paul S. Sutter, "Nature's Agents or Agents of Empire?" *Isis* 98, no. 4 (2007): 743, 744.

ロバート・コリンズの引用文：
Kenneth F. Kiple and Kriemhild Coneè Ornelas, "Race, War, and Tropical Medicine in the Eighteenth-Century Caribbean," *Warm Climates and Western Medicine: The Emergence of Tropical Medicine, 1500-1900*, ed. David Arnold (Amsterdam: Rodopi, 1996), 73.

ジェームズ・リンドの引用文：
E. C. Spary, "Health and Medicine in the Enlightenment," *The Oxford Handbook of the History of Medicine*, ed. Mark Jackson (Oxford: Oxford University Press, 2011), 89.

パトリック・マンソンの引用文：
Michael Worboys, "Germs, Malaria and the Invention of Mansonian Tropical Medicine: From 'Diseases in the Tropics' to 'Tropical Diseases,' " Arnold, *Warm Climates and Western Medicine*, 194.

C.A.ベントレーとS.R.クリストファーズの引用文：
Ira Klein, "Malaria and Mortality in Bengal, 1840-1921," *Indian Economic and Social History Review* 9, no. 2 (1972): 142.

ブラジル・セルタオ地方でのマラリア流行に関する現地新聞の引用文：
Randall M. Packard, *The Making of a Tropical Disease: A Short History of Malaria* (Baltimore: Johns Hopkins University Press, 2007), 96.

ポール・ラッセルの引用文：
Nancy Leys Stepan, *Eradication: Ridding the World of Diseases Forever?* (Ithaca, NY: Cornell University Press, 2011), 155.

ウォルシュ・マクダーモットの引用文：
Walsh McDermott, "Environmental Factors Bearing on Medical Education in the Developing Countries," *Academic Medicine* 41, no. 9 (1966): S138.

T.エイダン・コックバーンの引用文：
T. Aidan Cockburn, "Eradication of Infectious Disease," Science 133, no. 3458 (April 7, 1961): 1058.

第4章　コレラ

総論：
Christopher Hamlin, *Cholera: The Biography* (New York: Oxford University Press, 2009), 56.

1833年のフランスの書物の引用文：
Vijay Prashad, "Native Dirt/ Imperial Ordure: The Cholera of 1832 and the Morbid Resolutions of Modernity," *Journal of Historical Sociology* 7, no. 3 (1994): 247.

『クォータリー・レビュー』，『内科外科学会誌』，Durey，『ランセット』の引用文：
Michael Durey, *The Return of the Plague: British Society and the Cholera, 1831-32* (Dublin: Gill & MacMillan, 1979), 7, 111, 111-12, 136.

インドの衛生局長官の引用文：
Arnold, *Colonizing the Body*, 191.

国際衛生会議のイタリア代表団および『ザ・タイムズ・オブ・インディア』紙の引用文：
Valeska Huber, “The Unification of the Globe by Disease? The International Sanitary Conferences on Cholera, 1851-1894,” *Historical Journal* 49, no. 2 (2006): 464, 473.

第5章　結核

マルクスとエンゲルスの引用文：
Helen Bynum, *Spitting Blood: The History of Tuberculosis* (Oxford: Oxford University Press, 2012), 112.

ライル・カミンズの引用文：
S. Lyle Cummins, “Tuberculosis and the Empire,” *British Journal of Tuberculosis* 31 (1937): 140–43, 141.

チャールズ・ウィルコックスの引用文：
Charles Wilcocks, “Presidential Address on Tuberculosis and Industry in Africa,” *Royal Sanitary Institute* 73, no. 5 (1953): 481.

アーサー・ランサムの引用文：
Arthur J. Ransome, “Some Evidence Respecting Tubercular Infective Areas,” *Transactions of the Epidemiological Society* 7 (1886-87): 124.

ロンドンの『タイムズ』紙の引用文：
David S. Barnes, “Historical Perspectives on the Etiology of Tuberculosis,” *Microbes and Infection* 2, no. 4 (2000): 434.

エズモンド・ロングの引用文：
Esmond Long, “Artificial Pneumothorax in Tuberculosis,” *American Journal of Nursing* 19, no. 4 (1919): 265, 268.

ボンベイの公衆衛生監督官の引用文：
Niels Brimnes, “Languished Hopes”, 48.（著者保有の未出版原稿）

チャールズ・ウィルコックスによるタンザニアの患者の画像における結核痕の発見についてのくだり：
Charles Wilcocks, “Tuberculosis in the Natives of Tropical and Subtropical Regions,” *Transactions of the Royal Society of Tropical Medicine and Hygiene*, 32, no. 6 (1939): 681.

WHOによる大規模BCGワクチン集団接種活動に関する引用文：
WHO, “Vaccination Against Tuberculosis, WHO Experts to Meet in Copenhagen,” November 27, 1953, Press Release WHO/70, MOH 3/742, Kenya National Archives.

WHOの結核制圧プログラム開発の可能性に関する引用文：
Neil Brimnes, “Between Social, Cultural and Bacteriological Frames: Shifting Approaches to Tuberculosis in India c. 1920-1960,” (著者保有の未出版原稿)

ウォルシュ・マクダーモットによる生物医学の進歩が結核に与える影響についての引用文：
Walsh McDermott, “Tuberculosis at Home and Abroad,” *Bulletin of the National Tuberculosis and Respiratory Disease Association* 54, no. 10 (1968): 11.

HIV結核による「大虐殺」に関する引用文：
J. Prignot and J. Sonnet, “AIDS, Tuberculosis, and Mycobacterioses,” *Bulletin of the International Union against Tuberculosis and Lung Disease* 62, no. 4 (1987): 9.

WHOおよび国際結核肺疾患連合による声明：
“HIV and Tuberculosis: Implications for TB Control Strategies and Agenda for Collaboration of AIDS and TB Programmes,” WHO/TB/CARG(4)/94.4, Archives of the International Union Against Tuberculosis and Lung Disease, Paris, France.

アンソニー・ハリーズ引用文：
Anthony D. Harries et al., “The HIV- Associated Tuberculosis Epidemic—When Will We Act?” *The Lancet* 375 (2010): 1906.

第６章　インフルエンザ

『イギリス医師会誌』の引用文：
Susan Kingsley Kent, *The Influenza Pandemic of 1918-1919: A Brief History with Documents* (Boston: Bedford/St. Martin's, 2013), 64.

インフルエンザ・パンデミックに関する，あるイタリア人医師の引用文：
Eugenia Tognotti, "Scientific Triumphalism and Learning From Facts: Bacteriology and the 'Spanish Flu' Challenge of 1918," *Social History of Medicine* 16, no. 1 (2003): 101.

シエラレオネでのインフルエンザの流行に関する現地新聞の報道：
Don C. Ohadike, "Diffusion and Physiological Responses to the Influenza Pandemic of 1918-19 in Nigeria," *Social Science and Medicine* 32, no. 12 (1991): 1395.

ガーナ・ロルハ村でのインフルエンザの大流行に際しての植民地当局者の発言部分：
David K. Patterson, "The Influenza Epidemic of 1918-19 in the Gold Coast," *Journal of African History* 24, no. 4 (1983): 491.

エドウィン・オークス・ジョーダンによるインフルエンザ・パンデミックの死者数試算に対し低すぎるという指摘が出たくだり：
Niall P. A. S. Johnson and Juergen Mueller, "Updating the Accounts: Global Mortality of the 1918-1920 'Spanish' Influenza Pandemic," *Bulletin of the History of Medicine* 76, no. 1 (2002): 108.

インフルエンザが流行したトンガに駐在していたイギリスの外交員の現地住民に対する見解：
Sandra M. Tomkins, "The Influenza Epidemic of 1918-19 in Western Samoa," *Journal of Pacific History* 27, no. 2 (1992): 190.

イギリス植民地事務所が発足したサモア疫病委員会の目的について：
Samoan Epidemic Commission, *Samoan Epidemic Commission (Report of), Presented to Both Houses of the General Assembly by Command of His Excellency* (Wellington, New Zealand: Government Printer, 1919), 7.

インフルエンザ・パンデミックの予測の難しさに関するくだり：
David M. Morens, Jeffery K. Taubenberger, Gregory K. Folkers, and Anthony S. Fauci, “Pandemic Influenza’s 500th Anniversary,” *Clinical Infectious Diseases* 51, no. 12 (2010): 1444.

シエラレオネの現地新聞に掲載された，インフルエンザ・パンデミックが同国の歴史のなかで「出発点」であるとした社説：
Kent, *Influenza Pandemic of 1918-1919*, 111.

南ローデシア州ベリンギーで試されたインフルエンザの代替治療法に関する現地原住民統括担当監督官および統括担当部局の引用文：
Terence Ranger, “The Influenza Pandemic in Southern Rhodesia: A Crisis of Comprehension,” David Arnold, ed., *Imperial Medicine and Indigenous Societies* (Manchester, UK: Manchester University Press, 1988), 177, 178.

南アフリカのブルームフォンテーン市における状況について：
Howard Phillips, “The Local State and Public Health Reform in South Africa: Bloemfontein and the Consequences of the Spanish ‘Flu Epidemic of 1918,’ ” *Journal of Southern African Studies* 13, no. 2 (1987): 211, 218, 224.

『イギリス医師会会報』，『マンチェスター・ガーディアン』およびロンドン自治体当局の医療関係責任者アーサー・ニューズホルム の引用文：
Sandra M. Tomkins, “The Failure of Expertise: Public Health Policy in Britain during the 1918-19 Influenza Epidemic,” *Social History of Medicine* 5, no. 3 (1992): 440, 444.

インフルエンザの状況を黒死病と比較した『タイムズ』紙：
Niall P. A. S. Johnson, “The Overshadowed Killer: Influenza in Britain, 1918-19,” *The Spanish Influenza of 1918-19: New Perspectives,* ed. Howard Phillips and David Killingray (New York: Routledge, 2003), 155.

『タイムズ』紙に掲載された「この災いは非常に甚大」という記事：
David Killingray, “A New ‘Imperial Disease’: The Influenza Pandemic of

1918-9 and Its Impact on the British Empire," *Caribbean Quarterly* 49, no. 4 (2003): 32.

ミルトン・J・ローズナウによる引用文：
Nancy K. Bristow, *American Pandemic: The Lost Worlds of the 1918 Influenza Epidemic* (New York: Oxford University Press, 2012), 159.

第７章　HIV／エイズ

国際社会での対応の遅れについて：
Michael H. Merson, Jeffrey O'Malley, David Serwadda, and Chantawipa Apisuk, "The History and Challenge of HIV Prevention," *The Lancet* 372, no. 9637 (2008): 475-88.

WHOのハルフダン・マーラー事務局長（当時）の引用文：
John Iliffe, *The African AIDS Epidemic* (Athens: Ohio University Press, 2006), 68.

「プロジェクトSIDA」の活動について：
Thomas C. Quinn, Jonathan M. Mann, James W. Curran, and Peter Piot, "AIDS in Africa: An Epidemiologic Paradigm," *Science* 234 (1986): 955-63.

UNAIDS に関する引用部分：
Joint United Nations Programme on HIV/AIDS, *UNAIDS: The First Ten Years* (2008), UNAIDS/07.20E/JC1262E, 7.

「世界の保健のリーダーがWHOから世界銀行にシフトした」とする『ランセット』の社説：
"Editorial: The World Bank's Cure for Donor Fatigue," *The Lancet* 342, no. 8863 (1993): 63.

途上国でのエイズの治療薬投与プログラムに対する議論を掲載した『ランセット』の二つの記事：
Elliot Marseille, Paul B. Hofmann, and James G. Kahn, "HIV Prevention before HAART in Sub-Saharan Africa," *The Lancet* 359, no. 9320

(2002): 1851-1856, 1851およびAndrew Creese, Katherine Floyd, Anita Alban, and Lorna Guinness, “Cost-Effectiveness of HIV/AIDS Interventions in Africa: A Systematic Review of the Evidence,” *The Lancet* 359, no. 9318 (2002): 1638.

1997年に南アフリカにて可決された医薬品の特許を無効にする医薬品法案について：
Messac and Prabhu, “Redefining the Possible,” 122.

アメリカ大統領ジョージ・ブッシュ（当時）の引用文：
George W. Bush, “Address before a Joint Session of the Congress on the State of the Union, January 28, 2003,” *Weekly Compilation of Presidential Documents* 39, no. 5 (2003) (http://www.gpo.gov/fdsys/pkg/WCPD-2003-02-03/pdf/ WCPD-2003-02-03.pdf)

参考文献

感染症関連全般

エピデミックおよびパンデミック（病気全般）についての最も包括的な概要はKenneth Kiple編*The Cambridge World History of Human Disease* (Cambridge, UK: Cambridge University Press, 1993) である。William McNeillの*Plagues and Peoples* (New York: Anchor, 1998, オリジナルは1976年出版)も有名だ。本書の執筆にあたり特に有益であったのはMark Harrison著*Disease and the Modern World: 1500 to the Present Day* (Oxford: Polity, 2004)，J. N. Hays著*The Burdens of Disease: Epidemics and Human Response in Western History*, 2nd ed. (New Brunswick, NJ: Rutgers University Press, 2009) およびRoy Porter著*The Greatest Benefit to Mankind: A Medical History of Humanity* (New York: Norton, 1997) である。Terence RangerおよびPaul Slack編の*Epidemics and Ideas: Essays on the Historical Perception of Pestilence* (Cambridge, UK: Cambridge University Press, 1992) は，歴史家がエピデミックから何を学べるのか，なぜエピデミックに魅せられているのかについての紹介などを掲載した論文集である。一方，*Daedalus* 118, no. 2 (1989) の1-17ページに掲載されたCharles E. Rosenbergの“What Is an Epidemic? AIDS in Historical Perspective”はエピデミックおよびパンデミックを歴史的にとらえる方法について秀逸に論じている。エピデミックおよびパンデミックの文献に関する一般的な手引きについては*Oxford Bibliographies Online*の “Epidemic Diseases and Their Effects on History” (Christian W. McMillen著) を参照のこと。

第１章　ペスト

ペストに関する文献はほかのどのパンデミックの歴史資料よりも多く膨大であり，そのほとんどが黒死病に焦点を当てたものである。

第一から第三のすべてのペスト・パンデミックを紹介したものとしてはPaul Slack著の*Plague: A Very Short Introduction* (New York: Oxford University Press, 2012) がある。同著者によるVery Short Introductionシリーズに掲載されている推薦図書リストは以降のものに比べてより広範である。フランス語のみの出版であるが，Jean-Nöel Birabenの*Les Hommes et la Peste en France et Dans les Pays Europeens et Mediterraneens*, 2 vols. (Paris: Mouton, 1975) も有名である。

第一のペスト・パンデミックについてはLester K. Little編の*Plague and the End of Antiquity: The Pandemic of 541-750* (Cambridge, UK: Cambridge University Press, 2007) が参考になる。またLawrence I. Conradは中東地域でのペスト・パンデミックについてほかに類を見ないほどに徹底的に研究している。詳しくは同氏による論文 "Epidemic Disease in Central Syria in the Late Sixth Century: Some New Insights from the Verse of Ḥassān ibn Thābit" (*Byzantine and Greek Studies* 18, no. 1 (1994): 12-59) および"The Plague of Bilad al-Sham in Pre-Islamic Times" (Muhammad Adnan Bakhit編*Proceedings of the Symposium on Bilad al-Sham during the Byzantine Period*, Amman: University of Jordan, 1996) を参照のこと。

黒死病に関してはJohn Kelly著*The Great Mortality: An Intimate History of the Black Death, the Most Devastating Plague of All Time* (New York: Harper, 2006) が一読の価値がある。さらに最も広範に書かれた歴史書ではOle J. Benedictow著*The Black Death, 1346-1353: The Complete History* (Woodbridge, UK: Boydell, 2004) がある。

中東地域の歴史についての参考資料はMichael Dols著*The Black Death in the Middle East* (Princeton, NJ: Princeton University Press, 1977) がある。

黒死病以外でもペストに関しては多くの優れた歴史書が存在する。ペストに関する医学文献執筆の発展についてはSamuel K. Cohn著*Cultures of Plague: Medical Thinking at the End of the Renaissance* (Oxford: Oxford University Press, 2010) が参考になる。Vivian Nutton編の論文集*Pestilential Complexities: Understanding Medieval Plague* (London: Wellcome Trust Centre for the History of Medicine, 2008) ではペストに関する多くの学際的視点をまとめている。オスマン帝国におけるペストの社会的影響はほかの国々の状況に比べてあまりよく知られていない。詳しくはNukhet Varlik著*Plague and Empire in the Early Modern Mediterranean World: The Ottoman Experience, 1347-1600* (New York: Cambridge University Press, 2015) およびDaniel Panzac著*La*

Peste dans l'Empire Ottoman, 1700-1850 (Louvain: Éditions Peeters, 1985) を参照のこと。

近世イギリスにおけるペストについてはPaul Slack著*The Impact of Plague in Tudor and Stuart England* (London: Routledge & Kegan Paul, 1985) で触れられている。またCarlo M. Cipolla著*Faith, Reason, and the Plague in Seventeenth Century Tuscany* (New York: Norton, 1979) はペストに関する歴史書の事例となっている。

第三のペスト・パンデミックの執筆にあたっても多くの優良な歴史書が役立った。Carol Benedictの著書*Bubonic Plague in Nineteenth-Century China* (Stanford, CA: Stanford University Press, 1996) は中国内外に拡大した第三のペスト・パンデミックの起源について記述している。

都市部におけるペスト・パンデミックの概略についてはMyron Echenberg著*Plague Ports: The Global Urban Impact of Bubonic Plague, 1894-1901* (New York: New York University Press, 2007) をご覧いただきたい。また国際社会によるペスト等の対策についてはMark Harrison著*Contagion: How Commerce Has Spread Disease* (New Haven, CT: Yale University Press, 2012) 中の174-210ページ ("Plague and the Global Economy") で概略がまとめられている。インドにおけるペストの歴史は多くの論文や学術書のなかに登場している。特にRajnarayan Chandavarkar著の"Plague Panic and Epidemic Politics in India, 1896-1914" (RangerおよびSlack編*Epidemics and Ideas*の203-240ページに掲載) ならびにDavid Arnold著"Plague: Assault on the Body" (同氏著*Colonizing the Body: State Medicine and Epidemic Disease in Nineteenth-Century India* (Berkeley: University of California Press, 1993) の200-239ページに掲載) の二文献を一読いただきたい。

第2章　天然痘

ペストに比べると天然痘に関する歴史文献はそこまで詳細なものがないが，優れた文献も多く存在し，筆者も参考にした。唯一の本格的な天然痘史の概観はDonald R. Hopkins著の*The Greatest Killer: Smallpox in History* (Chicago: University of Chicago Press, 2002) であり，種痘確立の歴史などがよくまとまっている貴重な資料である。

アメリカ・インディアンと天然痘に関する文献は全般的に豊富である。1491年当時のアメリカ大陸における人口については数十年間論議されている。筆者はElizabeth Fenn著*Pox Americana: The Great Smallpox Epidemic of 1775-82* (New York: Hill & Wang, 2001) およびDavid S. Jones著*Rationalizing Epidemics: Meanings and Uses of American Indian Mortality since 1600* (Cambridge, MA: Harvard University Press, 2004) を大いに参考にした。Paul Keltonも*Epidemics and Enslavement: Biological Catastrophe in the Native Southeast, 1492-1715* (Lincoln: University of Nebraska Press, 2007) および*Cherokee Medicine: An Indigenous Nation's Fight Against Smallpox, 1518-1824* (Norman: University of Oklahoma Press, 2015) という二つの重要な天然痘史を執筆している。James Daschuk著の*Clearing the Plains: Disease, Politics, and the Loss of Aboriginal Life* (Regina, SK: University of Regina Press, 2013) は天然痘がいかにカナダの大平原地帯や五大湖地域における民族生成論を誘発したかについて上手く解説している。天然痘の新世界への到来についてはDauril AldenおよびJoseph C. Miller著の"Out of Africa: The Slave Trade and the Transmission of Smallpox to Brazil, 1560-1831" (*Journal of Interdisciplinary History* 18, no. 2 (1987): 195-224) に書かれている。現在，歴史家たちの間では「アメリカ・インディアンの民族絶滅は天然痘に対する感受性のみがその要因であった」とする説はほぼ否定されている。代わりにアメリカ・インディアンの絶滅は戦争や領地をめぐる紛争，栄養状態の悪化など多様な要素によるものであるという主張が出てきている。詳しくはCatherine M. Cameron, Paul Kelton, および Alan C. Swedlund編*Beyond Germs: Native Depopulation in the Americas* (Tucson: University of Arizona Press, 2015) を参照のこと。

世界の種痘に対する反応についてはSanjoy BhattacharyaおよびNiels Brimnes編"Reassessing Smallpox Vaccination, 1789-1900" (special issue, *Bulletin of the History of Medicine* 83, no. 1 (2009)) に記載がある。Ann Jannetta著*The Vaccinators: Smallpox, Medical Knowledge, and the Opening of Japan* (Stanford, CA: Stanford University Press, 2007) およびBrett L. Walker著"The Early Modern Japanese State and Ainu Vaccinations: Redefining the Body Politic 1799-1868"(*Past and Present* 163 (1999): 121-60) はいずれも国家の成長と感染症との関連性について言及している。種痘の拒否についてはNadja Durbach著 " 'They Might As Well Brand Us:' Working-Class Resistance to Compulsory

Vaccination in Victorian England" (*Social History of Medicine* 13, no. 1 (2000) : 45-62) に書かれている。本テーマについてはMichael Willrich著*Pox: An American History* (New York: Penguin, 2011) も参考になる。

ヨーロッパにおける天然痘関連の資料としてはHopkins著の*Greatest Killer*のほか, Peter Baldwin著*Contagion and the State in Europe, 1830-1930* (Cambridge, UK: Cambridge University Press, 1999) でも関連する章がある。加えてAnn. G. CarmichaelおよびArthur M Silverstein著"Smallpox in Europe before the Seventeenth Century: Virulent Killer or Benign Disease?" (*Journal of the History of Medicine and Allied Sciences* 42, no. 2 (1987): 147-68) も重要な資料である。またWilliam H. Schneiderによる "Smallpox in Africa during Colonial Rule" (*Medical History* 53, no. 2 (2009): 193-277) もよい資料である。

天然痘根絶活動についてはSanjoy Bhattacharya著*Expunging Variola: The Control and Eradication of Smallpox in India, 1947-1977* (New Delhi: Orient Blackswan, 2006), ならびにNancy Leys Stepan著*Eradication: Ridding the World of Diseases Forever* (Ithaca, NY: Cornell University Press, 2011) で詳しく触れられている。WHOは天然痘の根絶への取り組みを重要な大型書籍*Smallpox and Its Eradication* (Frank Fenner, Donald A. Henderson, Isao Arita, Zdenek JežekおよびIvan Danilovich Ladnyi著, Geneva: World Health Organization, 1988) に記録しており, 本書は電子版が公開されている (http://apps.who.int/iris/bitstream/10665/39485/1/9241561106.pdf) 。

第3章　マラリア

Randall Packard著の*The Making of a Tropical Disease: A Short History of Malaria* (Baltimore: Johns Hopkins University Press, 2007) およびJames Webb著の*Humanity's Burden: A Global History of Malaria* (New York: Cambridge University Press, 2009) はともに必読書であり, 本章の執筆にあたり筆者もこれら2冊を大いに参考にした。

新世界におけるマラリアの到達とそのさまざまな影響については多くの書籍や記事のテーマとして取り上げられている。なかでも最も優れた資料は

Philip D. Curtin著“Disease Exchange Across the Tropical Atlantic” (*History and Philosophy of the Life Sciences* 15, no. 3 (1993): 329-56), Mark Harrison著“ ‘The Tender Frame of Man’: Disease, Climate and Racial Difference in India and the West Indies, 1760-1860” (*Bulletin of the History of Medicine* 70, no. 1 (1996): 69-93) およびJ. R. McNeill著*Mosquito Empires: Ecology and War in the Greater Caribbean, 1620-1914* (Cambridge, UK: Cambridge University Press, 2010) である。

マラリアと移民労働者，農業の関連性についてはAlan Jeeves著 “Migrant Workers and Epidemic Malaria on the South African Sugar Estates, 1906-1948” (Alan JeevesおよびJonathan S. Crush著，*White Farms, Black Labor: The State and Agrarian Change in Southern Africa, 1910-1950*, Pietermaritzburg, South Africa: University of Natal Press, 1997: 114-36) に記載がある。またRandall M. Packard著の“Maize, Cattle and Mosquitoes: The Political Economy of Malaria Epidemics in Colonial Swaziland” (*Journal of African History* 25, no. 2 (1984): 189-212) もあわせて読んでおきたい。

マラリア対策やそのさまざまな手法の開発についてはFrank Snowden著 *The Conquest of Malaria, Italy, 1900-1962* (New Haven, CT: Yale University Press, 2006) およびMargaret Humphreys著*Malaria: Poverty, Race, and Public Health in the United States* (Baltimore: Johns Hopkins University Press, 2001) に詳しい記載がある。

アフリカにおけるマラリア対策の苦難についてはJames L. A. Webb, Jr.著*The Long Struggle against Malaria in Tropical Africa* (Cambridge, UK: Cambridge University Press, 2014) で主題として取り上げられている。

なお，Nancy Leys Stepan著*Eradication: Ridding the World of Diseases Forever?* (Ithaca, NY: Cornell University Press, 2011) および前述のPackard著の*The Making of a Tropical Disease*は特に国際的なマラリア撲滅対策を推進するにいたった要因やWHOによるマラリア撲滅計画を理解するうえでの必読書である。

第4章　コレラ

Asa Briggs著 “Cholera and Society in the Nineteenth Century” (*Past and Present* 19(1961):76-96)およびErwin H. Ackernecht著“Anticontagionism between 1821 and 1867” (*Bulletin of the History of Medicine* 22 (1948): 562-93) の二文献はコレラならびに感染症全般にわたる歴史編集に特に大きく影響を与えた。

筆者はChristopher Hamlin著の*Cholera: The Biography* (New York: Oxford University Press, 2009) を大いに参考にした。同書はテーマについて幅広く書かれており，権威ある文献である。またBaldwin著*Contagion and the State*，Frank M. Snowden著*Naples in the Time of Cholera, 1884-1911* (Cambridge, UK: Cambridge University Press, 1995)，およびRichard J. Evans著*Death in Hamburg: Society and Politics in the Cholera Years, 1830-1910* (Oxford: Oxford University Press, 1987) の3冊は19世紀ヨーロッパにおけるコレラの歴史，特に近代国家の成長や医学理論の発展への影響に関する優良な解説書である。

医学の国際化とコレラの関係についてはWilliam F. Bynum著 “Policing Hearts of Darkness: Aspects of the International Sanitary Conferences” (*History and Philosophy of the Life Sciences* 15, no. 3 (1993): 421-34) やValeska Huber著“The Unification of the Globe by Disease? The International Sanitary Conferences on Cholera, 1851-1894” (*Historical Journal* 49, no. 2 (2006): 453-76) に記録がある。

Steven Johnsonの*The Ghost Map: The Story of London’s Most Terrifying Epidemic—and How It Changed Science, Cities, and the Modern World* (New York: Riverhead, 2006) もタイトルこそおぞましいがジョン・スノウの研究とコレラの感染経路に関する理論の変化について説得力のある説明を掲示している。

インドにおけるコレラの歴史については入門書としてDavid Arnold著の*Colonizing the Body*が推奨される。

さらにMyron Echenberg著*Africa in the Time of Cholera: A History of Pandemics from 1817 to the Present* (Cambridge, UK: Cambridge University Press, 2011) も重要な資料である。

アメリカでの状況についてはCharles E. Rosenberg著の*The Cholera Years: The United States in 1832, 1849, and 1866* (Chicago: University of Chicago Press, 1987; originally published in 1966) が参考になる。

第5章　結核

結核の概略についてはいくつかの文献がある。Helen Bynum著の*Spitting Blood: A History of Tuberculosis* (Oxford: Oxford University Press, 2012) は最も新しいものであり，筆者もよく参照している。加えてFrank　Ryan著*The Forgotten Plague: How the Battle against Tuberculosis Was Won—and Lost* (Boston: Little, Brown, 1994) およびThomas Dormandy著*The White Death: A History of Tuberculosis* (London: Hambledon, 1999) も文献として価値が高い。

結核が医学やさまざまな国々の社会に及ぼした影響については次の資料を参照した。

イングランド関連：Ann Hardy著*The Epidemic Streets: Infectious Disease and the Rise of Preventive Medicine, 1856-1900* (Oxford: Clarendon, 1993) およびLinda Bryder著*Below the Magic Mountain: A Social History of Tuberculosis in Twentieth-Century Britain* (Oxford: Clarendon, 1988)。フランス関連：David S. Barnes著*The Making of a Social Disease: Tuberculosis in Nineteenth-Century France* (Berkeley: University of California Press, 1995)。アメリカ関連：Samuel K. Roberts, Jr.著*Infectious Fear: Politics, Disease, and the Health Effects of Segregation* (Chapel Hill: University of North Carolina Press, 2009), Mark Caldwell著*The Last Crusade: The War on Consumption, 1862-1954* (New York: Atheneum, 1988), およびSheila M. Rothman著*Living in the Shadow of Death: Tuberculosis and the Social Experience of Illness in American History* (New York: Basic Books, 1994)。

南アフリカ関連ではRandall Packard著 *White Plague, Black Labor: Tuberculosis and the Political Economy of Health and Disease in South Africa* (Berkeley: University of California Press, 1989) がある。

抗生物質投与やBCGワクチン接種による国際的な結核制圧活動，およびHIV

結核パンデミック，新自由主義的思考については筆者の*Discovering Tuberculosis: A Global History, 1900 to the Present* (New Haven, CT: Yale University Press, 2015) が参考になる。

またMatthew GandyおよびAlimuddin Zumla編*Return of the White Plague: Global Poverty and the "New" Tuberculosis* (London: Verso, 2003) では現在の結核パンデミックに関する論文集を掲載している。

第6章　インフルエンザ

1918～1919年以前のインフルエンザ・パンデミック関連としてはK. David Patterson著 *Pandemic Influenza, 1700-1900: A Study in Historical Methodology* (Totowa, NJ: Rowman & Littlefield, 1986) がある。

1918～1919年のインフルエンザ・パンデミックは多くの歴史的資料を生んだ。さらにこのパンデミックの起源や重症性などに関連した多くの生物医学的研究も急速に進展させた。アメリカにおける影響に関して多くの概略が執筆されており，そのすべてが価値ある資料となっている。Alfred W. Crosby著*America's Forgotten Pandemic: The Influenza of 1918*, 2nd ed. (Cambridge, UK: Cambridge University Press, 1989) はアメリカ国外の状況についても触れており，一方John M. Barryの*The Great Influenza: The Epic Story of the Deadliest Plague in History* (New York: Penguin, 2004) は非常に詳細に書かれているうえ，ウイルス学についても多くの情報を載せている。さらにNancy K. Bristolの*American Pandemic: The Lost Worlds of the 1918 Influenza Epidemic* (New York: Oxford University Press, 2012) は当時の状況をよく記録するとともに現代医学の思い上がりを論じている。

世界的なインフルエンザ・パンデミック，特にサモアやアフリカ，イラン，インド，イングランドといった地域における影響は多くの歴史書のなかでも主題として取り上げられている。

概略についてはHoward PhillipsおよびDavid Killingray編*The Spanish Influenza Pandemic of 1918-19: New Perspectives* (New York: Routledge, 2003) も参考になる。インドでの状況に関してはI. D. Mills著 "The 1918-1919 Influenza Pandemic: The Indian Experience"

（*Indian Economic and Social History Review* 23, no. 1 (1986): 1-40）を，イランにおける影響についてはAmir Afkhami著 “Compromised Constitutions: The Iranian Experience with 1918 Influenza Pandemic”（*Bulletin of the History of Medicine* 77, no. 2 (2003): 367-92）をご覧いただきたい。インフルエンザ•パンデミックは西サモアをはじめとする太平洋諸島で猛威を振るった。Sandra Tomkinsによる論文 “The Influenza Epidemic of 1918-19 in Western Samoa”（*Journal of Pacific History* 27, no. 2 (1992): 181-97）はその惨憺たる状況を語っている。またアフリカでの甚大な被害も多くの資料で取り上げられており，そのいくつかは本書中でも引用されている。参考資料としてはMatthew Heatonおよびtoyin Falola著“Global Explanations Versus Local Interpretations: The Historiography of the Influenza Pandemic of 1918-19 in Africa”（*History in Africa* 33 (2006): 205-30）が挙げられる。

インフルエンザ・パンデミックのアメリカにおける国民生活，科学，公衆衛生政策への影響についてはGeorge Dehner著の*Influenza: A Century of Science and Public Health Response* (Pittsburgh: University of Pittsburgh Press, 2012) で語られている。

Mike Davis著*The Monster at our Door: The Global Threat of Avian Flu* (New York: Owl, 2005) は世界のインフルエンザに対する備えやインフルエンザ・パンデミックの発生要因について論じている。

インフルエンザ・パンデミックに関する生物医学文献で最も入手しやすいものとしてはJeffery K. Taubenberger著“The Origin and Virulence of the 1918 ‘Spanish’ Influenza Virus”（*Proceedings of the American Philosophical Society* 150, no. 1 (2006): 86-112）やJ. K. Taubenberger, A. H. Reid, T. A. Janczewski, およびT. G. Fanning著“Integrating Historical, Clinical and Molecular Genetic Data in Order to Explain the Origin and Virulence of the 1918 Spanish Influenza Virus”（*Philosophical Transactions of the Royal Society of London* 356, no. 1416 (2001): 1829- 39）がある。

第７章　HIV／エイズ

エイズ関連の文献は非常に多く存在するが，その多くは歴史書ではない。